'' La plupart des gens préféreraient mourir que de réfléchir. C'est ce qu'ils font d'ailleurs.''

Bertrand Russell

Table des matières

L'aube de la crise 13
   Li Wenliang 21
   Propagation au-delà des frontières 27
Covid 19 en Europe 33
   Italie 39
   Espagne 49
   Allemagne 60
   France 68
      Masques ou pas masques 82
      Affaire Buzyn 85
   Etats-Unis 90
Campagne Electorale US 98
La maladie Covid-19 107
   Le SARS COV 2 un peu de biologie 110
La vaccination 118
   Vaccin à ARN messager 125
   Que devient l'ARN messager injecté ? 127
   Efficacité du vaccin 131
Nouvelles études sur les vaccins à base ARNm 134
   Nature, le 06 décembre 2023 135
   APMIS, 12 Janvier 2023 137

JAMA, 26 Aout 2024 139
CoronaVac, l'approche conventionnelle 143
La naissance du mal 148
La petit Théo venue au monde dans un monde post Covid-19 156

En août 2019, la ville de Wuhan, dynamique et vibrante au cœur de la Chine, offrait une scène estivale typique de chaleur et d'activité. Li Wei, un enseignant de 35 ans, profitait de cette période de vacances pour se détendre après une année scolaire chargée. Le vendredi soir, il décida de se rendre au marché de Hanzhengjie, un lieu populaire où les habitants se retrouvaient pour faire leurs courses, discuter, et apprécier la diversité culinaire locale. Li Wei avait prévu de préparer un repas spécial pour sa femme, Mei, et leur petite fille, Jia, et il voulait choisir les meilleurs ingrédients pour rendre ce dîner mémorable.

En arrivant au marché, Li Wei fut immédiatement accueilli par les couleurs vives des étals et les arômes alléchants qui se mêlaient dans l'air chaud. Les marchands, installés derrière leurs comptoirs, proposaient une gamme impressionnante de produits allant des fruits exotiques aux légumes croquants, en passant par des viandes et poissons frais. Li Wei, un habitué du marché, se dirigea vers ses stands préférés, appréciant la chaleur humaine et l'animation qui caractérisaient cet endroit. Il se déplaça avec aisance parmi les clients, échappant à la frénésie des transactions tout en cherchant les meilleurs produits pour son repas.

Arrivé devant un stand spécialisé en fruits de mer, Li Wei fut attiré par la fraîcheur des poissons étalés sur la glace. Le vendeur, un homme âgé avec un sourire amical, l'accueillit chaleureusement et commença à lui parler des produits du jour. Le vendeur lui expliqua que la saison était particulièrement favorable pour les poissons et les crevettes cette année. Enthousiasmé par ces recommandations, Li Wei choisit des crevettes d'une qualité exceptionnelle, impressionné par leur apparence et leur fraîcheur. Ils discutèrent un moment des meilleures façons de préparer ces fruits de mer, et Li Wei repartit avec un sac rempli d'ingrédients pour le dîner.

Alors qu'il continuait ses achats, Li Wei remarqua une agitation inhabituelle parmi les autres clients et les commerçants. Les discussions se faisaient à voix basse, et une certaine nervosité était palpable dans l'air. Il entendit quelques bribes de conversation faisant état d'une "nouvelle maladie" qui circulait à Wuhan. Les détails étaient flous, mais il était clair que la situation préoccupait les gens. Bien que légèrement inquiet, Li Wei essayait de ne pas laisser ces rumeurs gâcher sa soirée. Il continua ses achats avec un mélange de préoccupation et de pragmatisme, se concentrant sur la préparation du repas qu'il avait prévu.

À la maison, le dîner fut un moment de joie et de détente pour la famille. Li Wei avait préparé un plat de crevettes succulentes, accompagné de légumes frais et de riz parfumé. Mei et Jia étaient ravies du repas, et la soirée se déroula dans une ambiance chaleureuse et sereine. Ils discutèrent de leurs projets pour les semaines à venir, inconscients de l'ampleur croissante de la situation sanitaire qui allait bouleverser leur quotidien. La soirée était un rappel bienvenu des petites joies de la vie familiale, offrant un répit temporaire face aux incertitudes croissantes.

Cependant, le lendemain matin, en retournant au marché pour des provisions supplémentaires, Li Wei remarqua des changements significatifs. Les autorités sanitaires étaient plus présentes, et des mesures de précaution plus strictes étaient mises en place. Les commerçants portaient des masques faciaux, et les contrôles de sécurité semblaient plus rigoureux. Li Wei ressentit une inquiétude croissante en observant ces changements. Les signes de la maladie étaient désormais plus visibles, et il était évident que la situation devenait sérieuse.

Les informations sur la nouvelle maladie se faisaient de plus en plus alarmantes. Les médias locaux et nationaux diffusaient des alertes sur la propagation du virus, et les discussions en ligne étaient dominées par des débats sur les mesures de confinement et les risques pour la santé publique. La ville de Wuhan, autrefois animée et pleine de vie, commençait à se transformer en un lieu de confinement et de précautions sanitaires. Les lieux publics se vidaient progressivement, et les restrictions de voyage étaient mises en place pour limiter la propagation du virus.

Les jours qui suivirent marquèrent le début d'une période difficile pour Li Wei et sa famille. Les restrictions devenaient de plus en plus strictes, et la vie quotidienne changeait radicalement. Les écoles étaient fermées, les commerces restreints, et les rassemblements interdits. Li Wei, malgré les bouleversements, essaya de maintenir un semblant de normalité pour sa famille. Il s'adaptait aux nouvelles conditions de travail en ligne et essayait de garder l'équilibre entre ses responsabilités professionnelles et les besoins de sa famille.

Les repas en famille devenaient des moments précieux, où ils se soutenaient mutuellement face à une réalité devenue soudainement incertaine. Les petites choses, comme préparer un repas ensemble ou discuter des événements de la journée, prenaient une nouvelle importance dans leur vie quotidienne. Li Wei, malgré la crise, essayait de préserver un certain niveau de normalité et de confort pour sa femme et sa fille, même si les circonstances étaient de plus en plus difficiles.

Le contraste entre la soirée d'été joyeuse et la réalité de la crise sanitaire imminente était frappant. Ce qui avait commencé comme une soirée simple et agréable se transforma en un souvenir empreint de nostalgie face aux événements qui se déroulaient. La pandémie, qui allait bouleverser le monde entier, était à l'aube de son apparition, et la tranquillité de cette soirée d'été semblait désormais appartenir à une époque révolue.

Li Wei se remémorait souvent cette soirée comme un moment de paix avant la tempête, un temps où la vie semblait normale et prévisible. Le souvenir de cette soirée en famille, pleine de rires et de bonheur simple, contrastait fortement avec la réalité difficile et incertaine qui se profilait. La pandémie mondiale qui suivit marqua non seulement la vie de Li Wei et de sa famille, mais aussi celle de millions de personnes à travers le monde.

Ce souvenir de l'été 2019 représentait un contraste poignant entre une époque de calme et l'émergence d'une crise sanitaire mondiale sans précédent.

Li Wei est un personnage fictif, inspiré d'un véritable habitant de cette ville chinoise qui allait hélas devenir sinistrement célèbre pour avoir été le foyer de la plus grande pandémie du 21eme siècle. La vie de Wei ainsi que celles de milliards d'autres allait être bouleversée, entre tâtonnements des autorités, paroles scientifiques balbutiantes, mesures inutiles puis utiles, taux de mortalité effarant puis pas plus dangereux que celui d'une grippe, images chocs de sacs mortuaires et de cadavres jonchant les hôpitaux, mesures de confinement et de cloisonnement, arrêt du trafic aérien, crise économique. Bref une véritable apocalypse annoncée qui provoquât hystéries collectives, débats houleux et thèses complotistes, du jamais vu dans notre époque d'habitude si confortable. Une situation qui allait connaitre son épilogue grâce à un vaccin expresse et providentiel qui a eu comme entre autres des pouvoirs, celui de normaliser la vie, à condition bien sûr d'en reprendre encore une *dose*.

Ce livre parcourt la crise qui a percuté l'humanité, pas sans laisser de séquelles physiques, morales et instaurer un climat de méfiance vis-à-vis des décisions des états ainsi qu'une démystification de la parole scientifique. En effet, après tant de contradictions, de controverses et de discordance dans la parole des médecins et des chercheurs, comment la population peut-elle encore avoir foie en des affirmations ? La peur et la coercition ont amené une grande partie de l'humanité à accepter de se faire injecter à plusieurs reprises un vaccin, nouveau ayant vu le jour dans des conditions uniques, qui défie les protocoles qui fondent la rigueur scientifique, les *journalistes* ou plutôt les employés des médias, ce sont substitués aux savants qui finalement ont l'air de ne pas savoir grand-chose. Le but ? Nous convaincre de la nécessité vitale de nous injecter ces fameux gènes du virus qui a bouleversé nos vies, car c'était le seul moyen de le vaincre, après tout une entreprise américaine avec une trentaine de chercheurs et un budget colossal avait testé son produit miracle sur 45 puis 600 puis 30000 personnes, les résultats semblaient donc être suffisamment concluants pour que nos gouvernants (nos bergers) décident d'inoculer le vaccin à près de 7 milliards de personnes. Qu'en est-il des effets à court, moyen ou long termes ? Y a-t-il concrètement un effet immunisant significative en comparaison à la non vaccination ? Y a-t-il du recul sur le retentissement génétique du vaccin, modifie-t-il notre patrimoine génétique, peut-il être responsable d'une augmentation des maladies orphelines ou des malformations congénitales ? Toutes ces questions demeurent sans réponses consensuelles, malgré cela les états ont acheté des milliards de doses avec lesquelles ils ont vaccine l'humanité, l'avenir nous dira peut-être si nos dirigeants furent éclairés, ou ont-ils juste pris encore une fois une décision dans l'intérêt de certains et au détriment de la plupart, car après tout, qui fait les dirigeants ?

L'aube de la crise

Wuhan est une métropole dynamique située dans la province du Hubei en Chine, en décembre 2019, la ville vivait une routine animée et imprégnée des derniers préparatifs pour les festivités du Nouvel An chinois. Wuhan, cœur névralgique du centre de la Chine, est un mélange de modernité et de tradition, où les gratte-ciel modernes côtoient les marchés de rue animés, les temples anciens. Au sein de cette effervescence, la découverte d'une nouvelle maladie, rapidement identifiée comme étant causée par un coronavirus, allait changer le cours de l'histoire.

Les premiers signes de cette maladie apparaissent fin décembre 2019, lorsque des cas d'une pneumonie atypique commencent à être signalés parmi les habitants de Wuhan. Les patients présentent des symptômes de toux, de fièvre et de difficultés respiratoires, qui semblent résister aux traitements habituels. Les médecins et les spécialistes médicaux se trouvent confrontés à une énigme clinique : une maladie respiratoire virale aux caractéristiques distinctes, qui ne correspondait pas aux pathologies virales courantes telles que la grippe saisonnière ou les infections bactériennes habituelles. En décembre, les hôpitaux de Wuhan, tels que l'hôpital Jinyintan, commencent à recevoir un nombre croissant de patients présentant des symptômes similaires, ce qui déclenche une alerte au sein du système de santé.

Les premiers indices de la propagation du virus sont identifiés dans un groupe de patients liés au marché de fruits de mer de Huanan, un lieu célèbre pour ses produits frais mais également connu pour la vente d'animaux vivants. Cette découverte soulève des inquiétudes, car elle suggère que le virus pourrait avoir une origine zoonotique, c'est-à-dire qu'il aurait été transmis des animaux aux humains. La Chine se trouve alors en pleine période de fêtes, avec la célébration imminente du Nouvel An chinois, ce qui complique la tâche des autorités locales pour contrôler la situation dans une ville où des millions de personnes se déplacent et se regroupent pour les festivités.

À mesure que les jours avancent, la situation sanitaire se détériore rapidement. Le 31 décembre 2019, la Chine informe l'Organisation mondiale de la santé (OMS) de l'existence de cette épidémie de pneumonie virale. Ce jour-là marque un tournant, car les premiers signes d'une crise sanitaire internationale se profilent. Les autorités locales, bien qu'alertées, sont confrontées à des défis importants pour contenir le virus et comprendre pleinement sa nature. Les informations sur le virus restent encore limitées, et il n'est pas immédiatement clair à quel point il est contagieux ou dangereux.

La fin décembre et le début janvier sont marqués par une série d'actions de la part des autorités locales pour contenir la propagation du virus. Des mesures de quarantaine sont mises en place, mais elles semblent insuffisantes face à l'ampleur de l'épidémie. Les hôpitaux, submergés par le nombre croissant de patients, luttent pour fournir des soins adéquats. Les images de patients atteints de pneumonie sévère, souvent en détresse respiratoire, commencent à circuler, alimentant l'inquiétude parmi les habitants et à l'échelle internationale.

Le 7 janvier 2020, les autorités chinoises annoncent qu'elles ont identifié le virus comme un coronavirus, nommé initialement 2019-nCoV, et ce n'est que quelques jours plus tard, le 13 janvier, que le premier cas confirmé hors de Chine est détecté en Thaïlande. Cette nouvelle signalant une propagation internationale du virus intensifie les préoccupations au niveau mondial et pousse les gouvernements et les organismes de santé publique à se préparer à une possible pandémie. À ce stade, le virus commence à se répandre au-delà des frontières de Wuhan et de la Chine, suscitant des mesures de précaution et de confinement dans d'autres pays.

Le 23 janvier 2020, Wuhan est placée en quarantaine, une décision radicale visant à limiter les déplacements et la propagation du virus. La ville est isolée du reste du monde, avec des restrictions sévères sur les transports en commun, la fermeture des entreprises non essentielles, et des contrôles de sécurité renforcés. Les autorités chinoises, sous la pression croissante d'une situation de plus en plus critique, prennent des mesures draconiennes pour contenir le virus, tandis que les hôpitaux de la ville se battent pour faire face à une surcharge de patients. Les images de la ville désertée, avec des rues vides et des installations médicales bondées, deviennent emblématiques de la crise en cours.

Le confinement de Wuhan est accompagné d'une intensification des efforts de recherche et de développement pour comprendre le virus, ses modes de transmission, et les traitements possibles. Les scientifiques et les chercheurs du monde entier se mobilisent pour étudier le virus, développer des tests de diagnostic, et élaborer des stratégies de prévention. Les premières publications scientifiques sur le virus fournissent des indications cruciales sur sa structure génétique et ses caractéristiques épidémiologiques, ce qui permet de mieux comprendre la manière dont il se propage et affecte les individus.

Le 30 janvier 2020, l'Organisation mondiale de la santé déclare l'épidémie de COVID-19 une urgence de santé publique de portée internationale, reconnaissant la gravité de la situation. Les mois suivants voient une escalade des cas confirmés à l'échelle mondiale, et les mesures de confinement et de quarantaine deviennent des normes dans les zones touchées. Les villes et les pays du monde entier commencent à mettre en place leurs propres mesures de prévention, alors que les systèmes de santé se préparent à faire face à une crise de santé publique sans précédent.

Les premiers jours de l'épidémie à Wuhan sont marqués par une lutte acharnée pour comprendre le virus et freiner sa propagation. La ville, autrefois animée et vibrante, se transforme en un centre névralgique de la pandémie, avec des hôpitaux débordants, des équipes médicales travaillant sans relâche, et des autorités locales mettant en œuvre des mesures de confinement sévères. La situation à Wuhan devient le point focal de l'attention mondiale, avec des reportages et des analyses sur les efforts de contrôle du virus et ses impacts sur la communauté locale.

Au-delà de la crise sanitaire, la situation à Wuhan a également des répercussions économiques et sociales profondes. Le confinement et les restrictions de voyage ont un impact direct sur les entreprises locales et les moyens de subsistance des habitants. Les marchés de rue, les restaurants, les centres commerciaux et les entreprises non essentielles ferment leurs portes, entraînant une perte de revenus et une incertitude économique. Les restrictions imposées à la mobilité des personnes et aux interactions sociales transforment la vie quotidienne, faisant de Wuhan un exemple emblématique des défis auxquels sont confrontées les sociétés modernes dans le contexte d'une crise sanitaire mondiale.

En rétrospective, les premiers jours de la pandémie de COVID-19 à Wuhan illustrent l'urgence et la complexité de la gestion d'une crise sanitaire mondiale. La réponse des autorités locales, les efforts des travailleurs de la santé, et la résilience de la communauté sont des éléments clés dans la lutte contre la propagation du virus. Les leçons apprises de cette expérience continuent d'influencer les stratégies de gestion des pandémies à l'échelle mondiale, soulignant l'importance de la coopération internationale, de la transparence et de la préparation face aux crises sanitaires futures.

Ainsi, le début de la pandémie à Wuhan marque le début d'une période de bouleversement mondial sans précédent. La ville, qui a d'abord été le centre d'une épidémie régionale, se transforme rapidement en un symbole de la crise sanitaire mondiale, avec des répercussions qui se font sentir bien au-delà de ses frontières. Le voyage de Wuhan, de l'émergence du virus à son confinement sévère, est un témoignage poignant des défis auxquels sont confrontés les individus et les sociétés dans leur lutte pour surmonter une pandémie.

Li Wenliang

Li Wenliang, un ophtalmologiste de 34 ans basé à Wuhan, est devenu une figure emblématique de la première réponse à l'épidémie de COVID-19, ainsi qu'un symbole tragique des difficultés rencontrées par les professionnels de la santé en Chine face à cette crise mondiale. Son histoire commence en décembre 2019, lorsque Li Wenliang, travaillant à l'hôpital central de Wuhan, remarque une série de cas de pneumonie virale qui présentent des symptômes inhabituels. En tant que médecin expérimenté, il est préoccupé par la gravité de la situation et la possibilité que ces cas puissent être liés à un nouveau virus, potentiellement dangereux. Li Wenliang partage ses inquiétudes avec ses collègues , le 30 décembre 2019, il utilise WeChat, une application de messagerie populaire en Chine, pour alerter un groupe de médecins sur un potentiel cas de virus inconnu.

Dans ce message, il décrit les symptômes observés, évoque des informations sur le virus et suggère qu'il pourrait s'agir d'une souche de coronavirus similaire à celle qui avait causé le SRAS en 2003. Il appelle ses collègues à prendre des précautions supplémentaires.

Cependant, les messages de Li Wenliang, loin d'être accueillis comme des alertes urgentes, sont rapidement réprimés par les autorités locales. Le 3 janvier 2020, Li Wenliang est convoqué par la police et accusé de diffuser des rumeurs sans fondement. Il est contraint de signer une déclaration dans laquelle il admet avoir "perturbé l'ordre public" en diffusant des informations incorrectes. Cette réprimande publique, ainsi que la pression pour se rétracter, met en lumière les difficultés rencontrées par les professionnels de la santé en Chine lorsqu'ils essaient de tirer la sonnette d'alarme face à des menaces sanitaires. Li Wenliang, malgré ses bonnes intentions et ses avertissements précoces, se retrouve dans une position inconfortable, se battant pour défendre la vérité tout en faisant face à une répression croissante.

Les semaines suivantes, la situation à Wuhan se détériore rapidement avec la propagation du virus. Les hôpitaux, y compris celui où Li Wenliang travaille, se retrouvent débordés par le nombre croissant de patients présentant des symptômes graves. En janvier 2020, Li Wenliang contracte lui-même le virus alors qu'il continue à travailler sans relâche pour soigner ses patients. Ses symptômes s'aggravent progressivement, et il est finalement hospitalisé pour recevoir des soins. Pendant son hospitalisation, la nouvelle de sa propre infection et de son état critique se répand, alimentant la préoccupation et la tristesse parmi ses collègues, ses patients et le grand public.

Le 7 février 2020, Li Wenliang meurt des complications liées au COVID-19. Sa mort est accueillie avec une immense vague de chagrin et de colère à la fois en Chine et à l'étranger. En Chine, de nombreux citoyens expriment leur frustration face à la manière dont les autorités ont initialement réprimé les avertissements de Li Wenliang. Les réseaux sociaux sont inondés de messages de condoléances et de critiques envers le traitement réservé au médecin. Le nom de Li Wenliang devient synonyme de la lutte pour la transparence et la liberté d'expression en période de crise sanitaire. Les discussions sur sa mort mettent en lumière les tensions entre la nécessité de divulguer des informations cruciales pour la santé publique et les contraintes imposées par le contrôle gouvernemental.

Li Wenliang est posthumément salué comme un héros par de nombreux Chinois, et son histoire est devenue un symbole puissant de la quête de vérité et d'intégrité en période de crise. Sa capacité à identifier les signes précoces d'une épidémie et à alerter ses collègues, malgré les obstacles et les pressions, est reconnue comme un acte de courage et de dévouement. Son décès rappelle le sacrifice des professionnels de la santé qui se battent en première ligne pour sauver des vies tout en faisant face à des défis considérables.

La tragédie de Li Wenliang soulève également des questions importantes sur la gestion des crises sanitaires et les responsabilités des autorités en matière de transparence et de communication. Son cas met en lumière l'importance de permettre aux médecins et aux chercheurs de signaler des menaces potentielles sans craindre des répercussions, surtout dans des situations où la rapidité de la réponse est cruciale pour limiter la propagation d'une maladie. Le silence imposé aux premiers avertisseurs peut avoir des conséquences graves sur la capacité de la communauté mondiale à réagir efficacement face à une épidémie.

Li Wenliang est devenu un martyr pour la cause de la transparence médicale et de la liberté d'expression en Chine. Son histoire est largement racontée et discutée dans les médias et les forums internationaux, contribuant à un débat plus large sur la manière dont les gouvernements et les systèmes de santé peuvent mieux gérer les crises sanitaires. Sa vie et son sacrifice ont inspiré des discussions sur la nécessité de réformes dans la gestion des crises sanitaires et la promotion de l'honnêteté scientifique et de la responsabilité publique.

La mémoire de Li Wenliang perdure comme un appel à l'action pour garantir que les leçons apprises de la pandémie de COVID-19 conduisent à des changements positifs dans les politiques de santé publique. En se souvenant de Li Wenliang, le monde rend hommage à un homme dont l'engagement envers la vérité et le bien-être public est devenu un symbole puissant de la résilience et du courage en période de crise.

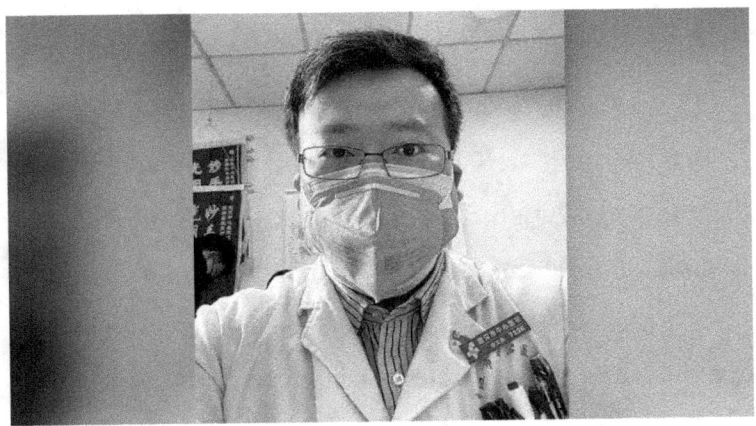

Li Wenliang

Propagation au-delà des frontières

Après l'apparition initiale du COVID-19 à Wuhan en décembre 2019, la propagation du virus au-delà des frontières de cette ville chinoise a marqué le début d'une pandémie mondiale qui allait transformer la vie sur tous les continents. Dès janvier 2020, le virus commence à se propager à l'international, la rapidité avec laquelle le COVID-19 se répand à travers les frontières internationales est facilitée par la mondialisation et la mobilité accrue des personnes, notamment les voyageurs et les travailleurs internationaux.

Le 13 janvier 2020, la Thaïlande signale le premier cas de COVID-19 hors de Chine, marquant un tournant crucial dans la propagation du virus. Ce cas, identifié chez une femme chinoise en visite en Thaïlande, démontre que le virus est capable de se propager au-delà de Wuhan. Peu après, d'autres pays asiatiques, dont le Japon et la Corée du Sud, signalent également des cas. En Europe, les premiers cas de COVID-19 sont confirmés en France et en Italie vers la fin janvier 2020. L'importation du virus dans ces pays européens est en grande partie due à des voyageurs internationaux revenant de Wuhan ou de régions touchées.

Le mois de février 2020 voit une augmentation significative des cas dans de nombreux pays, alors que le virus continue de se propager à une vitesse alarmante. En Italie, particulièrement dans la région de Lombardie, le nombre de cas augmente rapidement, et le pays devient l'un des premiers foyers importants en Europe. Le système de santé italien est rapidement submergé par la vague de patients atteints de COVID-19, ce qui entraîne des mesures de confinement strictes, telles que la fermeture des écoles, des commerces et des restrictions sur les déplacements. Les images des hôpitaux italiens, débordés par les patients et les ressources épuisées, deviennent un symbole de la crise sanitaire mondiale croissante.

L'Europe, en particulier l'Italie, l'Espagne et la France, devient progressivement le nouveau centre névralgique de la pandémie au début de mars 2020. Le virus se propage rapidement dans ces pays en raison de la forte densité de population et des interactions sociales fréquentes. Les gouvernements européens imposent des mesures de confinement à l'échelle nationale, fermant les frontières et ordonnant des restrictions de voyage pour tenter de limiter la propagation du virus. Le confinement de la population, a des conséquences économiques et sociales profondes, exacerbant les inégalités et mettant à l'épreuve les systèmes de santé.

En parallèle, le virus se propage également vers d'autres régions du monde. Aux États-Unis, les premiers cas sont signalés en janvier 2020, et la propagation du virus s'accélère rapidement dans les semaines suivantes. En mars, les États-Unis deviennent un nouveau centre majeur de la pandémie, avec des villes comme New York et Los Angeles devenant des épicentres de la crise. Le système de santé américain, confronté à une pénurie de matériel médical et de personnel soignant, lutte pour faire face à l'afflux de patients. Les mesures de confinement sont mises en place dans de nombreux États, et la réponse fédérale est critiquée pour son manque de coordination et de préparation.

Dans le reste du monde, les pays africains, latino-américains et du Moyen-Orient commencent également à signaler des cas de COVID-19. En Afrique, les premiers cas sont enregistrés en Égypte et en Afrique du Sud. Bien que les taux d'infection initiaux semblent plus faibles par rapport à d'autres régions, les systèmes de santé dans de nombreux pays africains sont moins développés et les défis liés à la pandémie sont significatifs. En Amérique latine, des pays comme le Brésil et le Chili deviennent des foyers importants de la pandémie, avec des taux d'infection croissants et des systèmes de santé sous pression.

Le mois de mars 2020 est marqué par une prise de conscience mondiale croissante de la gravité de la pandémie, alors que les pays du monde entier commencent à adopter des mesures de confinement, de distanciation sociale et de port de masques pour contenir la propagation du virus. Les impacts économiques sont également ressentis à l'échelle mondiale, avec des perturbations dans les chaînes d'approvisionnement, des pertes d'emplois massives et une récession économique mondiale. Les gouvernements mettent en œuvre des mesures de soutien économique pour aider les entreprises et les individus touchés par la crise.

La pandémie de COVID-19 entraîne également une course mondiale pour le développement de vaccins et de traitements. Les chercheurs et les entreprises pharmaceutiques se mobilisent pour développer, tester et distribuer des vaccins contre le virus. En décembre 2020, les premiers vaccins sont autorisés pour une utilisation d'urgence dans plusieurs pays, marquant un tournant important dans la lutte contre la pandémie. La vaccination mondiale devient une priorité pour limiter la propagation du virus et réduire la gravité des infections.

La propagation du COVID-19 au-delà de Wuhan met en lumière l'interdépendance mondiale et l'importance d'une coopération internationale pour faire face à des crises sanitaires mondiales. Les leçons tirées de cette pandémie soulignent la nécessité d'une meilleure préparation pour les crises futures, la transparence dans la communication des risques et la solidarité internationale dans la lutte contre les pandémies. Le COVID-19 a révélé des vulnérabilités dans les systèmes de santé, les économies et les sociétés, mais il a également souligné la résilience humaine et la capacité à se mobiliser pour faire face à des défis mondiaux sans précédent.

Covid 19 en Europe

La pandémie de COVID-19 a profondément marqué l'Europe, révélant à la fois des forces et des faiblesses dans les systèmes de santé, les économies et les structures sociales des pays européens. Depuis l'émergence du virus à Wuhan, en Chine, en décembre 2019, jusqu'à sa propagation à travers le continent européen au début de 2020, la crise sanitaire a eu des répercussions majeures qui se sont étendues au-delà du domaine médical pour toucher tous les aspects de la vie européenne.

L'impact initial du virus en Europe a été brutal. Le 24 janvier 2020, la France a enregistré son premier cas, mais c'est l'Italie qui a été le premier pays européen à être sévèrement touché. Le 21 février 2020, une flambée épidémique a été détectée en Lombardie, région du nord de l'Italie, et la situation s'est rapidement aggravée. Les hôpitaux italiens ont été submergés par un afflux massif de patients atteints de COVID-19, ce qui a mis en lumière les vulnérabilités des systèmes de santé, non seulement en

Italie, mais à travers toute l'Europe. L'ampleur de la crise a conduit à des mesures de confinement strictes, non seulement en Italie mais également dans d'autres pays européens touchés par la vague initiale, comme l'Espagne et le Royaume-Uni.

Le confinement, une des mesures phares des différents états pour freiner la propagation du virus, a eu des répercussions économiques dévastatrices. Les économies européennes, déjà fragilisées par les crises précédentes, ont été confrontées à un choc économique sans précédent. Les confinements ont entraîné la fermeture de nombreux secteurs d'activité, notamment le tourisme, l'hôtellerie et les transports, qui ont été parmi les plus durement touchés. Le chômage a augmenté de manière significative, avec des millions de travailleurs perdant leurs emplois ou voyant leurs heures réduites. Les petites entreprises et les travailleurs indépendants ont particulièrement souffert, avec des faillites et des pertes financières massives. Les gouvernements européens ont réagi en mettant en place des mesures d'urgence, telles que des plans de sauvetage économique, des aides pour les travailleurs et des subventions pour les entreprises. Cependant, la reprise économique a été lente et inégale, et la crise a exacerbé les inégalités économiques existantes.

Sur le plan social, les effets du confinement et des restrictions de voyage ont eu des répercussions profondes. L'isolement social, les restrictions sur les interactions personnelles et la fermeture des écoles ont eu des impacts importants sur la santé mentale des individus. Les données ont montré une augmentation des problèmes de santé mentale, tels que l'anxiété, la dépression et le stress post-traumatique. Les enfants et les jeunes ont été particulièrement touchés par la fermeture des écoles et la transition vers l'apprentissage à distance, ce qui a exacerbé les inégalités éducatives entre les élèves ayant un accès limité aux ressources numériques et ceux bénéficiant d'un environnement d'apprentissage plus favorable. Les familles ont également été confrontées à des défis importants, avec des tensions accrues et des difficultés économiques qui ont mis à l'épreuve les structures familiales et les réseaux de soutien social.

La pandémie a également révélé des lacunes importantes dans la coordination des politiques publiques au niveau européen. Au début de la crise, chaque pays européen a adopté des mesures de confinement, de test et de traçage différentes, ce qui a parfois entravé une réponse plus rapide et plus cohérente à l'échelle du continent. Cependant, à mesure que la crise s'aggravait, l'Union européenne a cherché à renforcer la coopération entre les États membres. La mise en place du mécanisme de solidarité pour l'achat et la distribution de vaccins a été un exemple notable de cette coopération. L'Union européenne a coordonné les achats de vaccins pour les États membres, permettant une distribution plus équitable et efficace. Le Fonds de relance européen, également connu sous le nom de Next Generation EU, a été créé pour soutenir les économies des États membres touchées par la pandémie, offrant des financements pour la reconstruction économique et la transition écologique.

En ce qui concerne la gouvernance, la pandémie a eu des répercussions politiques significatives. Les gouvernements européens ont dû faire face à des dilemmes complexes, conciliant les besoins de protection de la santé publique avec les impacts économiques et sociaux des mesures de confinement. Les décisions des autorités ont souvent été controversées, suscitant des débats publics et des critiques. Certains dirigeants ont été confrontés à une baisse de popularité en raison de la gestion de la crise, tandis que d'autres ont été salués pour leurs réponses efficaces. Les élections et les processus politiques ont été affectés, avec des enjeux de gestion de la crise devenant des thèmes centraux dans les campagnes électorales et les débats politiques.

La pandémie de COVID-19 a également eu des implications pour les relations internationales et la coopération mondiale. L'Europe, en tant que continent interconnecté, a vu des perturbations dans les chaînes d'approvisionnement, les échanges commerciaux et les déplacements internationaux. Les restrictions de voyage et les fermetures de frontières ont eu des impacts sur la mobilité des personnes et des biens, exacerbant les tensions entre les pays et soulignant la nécessité d'une meilleure coordination au niveau international pour faire face aux crises globales.

En rétrospective, la pandémie de COVID-19 a agi comme un révélateur des forces et des faiblesses des sociétés européennes. Elle a mis en lumière les vulnérabilités des systèmes de santé, les défis économiques et les inégalités sociales, tout en soulignant l'importance de la solidarité, de la coopération et de la résilience. Les leçons tirées de cette crise pourraient influencer la manière dont l'Europe aborde les futures crises sanitaires et économiques, avec un accent renforcé sur la préparation, la coordination et la capacité à répondre rapidement aux urgences globales.

La pandémie de COVID-19 a été un événement sans précédent dans l'histoire européenne, avec des impacts profonds sur la santé, l'économie, la société et la politique. La réponse à cette crise a révélé des aspects cruciaux de la gestion des crises dans des sociétés qui se penseaient à l'abri de presque tout. Alors que l'Europe continue de se remettre de cette pandémie, les expériences vécues et les leçons apprises seront essentielles pour façonner l'avenir de la réponse aux crises et pour renforcer la préparation et la coopération à l'échelle continentale et mondiale.

Italie

Tout a commencé en janvier 2020, lorsque les premiers cas de COVID-19 ont été confirmés en Italie. Cependant, ce n'est qu'en février que l'ampleur de la crise est devenue clairement visible. Le 21 février, le premier cas de transmission locale a été détecté à Codogno, un petit village de la Lombardie, une région du nord de l'Italie. Cette découverte a marqué le début d'une propagation rapide du virus dans la région et a mis en lumière des zones d'ombre dans les préparatifs et la réponse initiale face à la pandémie.

Le 19 février 2020, le stade San Siro de Milan, célèbre arène qui accueille les matchs de l'Atalanta Bergame, s'apprête à vibrer pour un événement sportif majeur : le huitième de finale aller de la Ligue des champions de football. Ce soir-là, l'Atalanta Bergame se confronte au FC Valence, club espagnol, devant une foule composée de 40 000 supporters bergamasques et de 2 500 fans espagnols venus spécialement pour l'occasion. Avant le coup d'envoi, l'effervescence est palpable dans les rues de Milan. De nombreux supporters ont profité de leur présence dans la ville pour se rassembler autour de la piazza del Duomo, où ils se retrouvent pour partager des boissons et des moments conviviaux. Ensuite, ils prennent le métro pour rejoindre le stade, amplifiant l'excitation collective.

Cependant, ce match, qui semblait au départ n'être qu'un événement sportif parmi d'autres, prend une importance particulière quelques jours plus tard avec l'apparition de la pandémie en Italie du Nord. Dans une interview accordée au Corriere dello Sport, Francesco Le Foche, médecin et immunologue à la Polyclinique Umberto I de

Rome, explique que la tenue de ce match pourrait avoir joué un rôle significatif dans la propagation du virus. Selon Le Foche, ''il y a eu une expulsion rapide et importante de particules virales depuis les premières sorties d'air, telles que la bouche et le nez. Des milliers de personnes, se trouvant à deux centimètres les unes des autres, et se rapprochant encore davantage en raison des manifestations de joie, des cris et des embrassades, ont favorisé la réplication virale''.

La situation décrite par Le Foche met en lumière la manière dont les rassemblements de grande envergure, particulièrement ceux avec une forte densité de personnes et des interactions physiques fréquentes, peuvent contribuer à la propagation d'un virus. Dans ce contexte, le match entre l'Atalanta Bergame et le FC Valence est désigné par la presse italienne comme le ''match zéro''. Ce terme fait référence à la première grande manifestation publique qui aurait pu jouer un rôle clé dans la propagation du COVID-19 en Italie, en raison des conditions favorables à la transmission du virus lors de cet événement.

Le 19 février restera ainsi gravé dans les mémoires comme une date où la passion pour le sport et l'enthousiasme des supporters se sont mêlés à un tournant dramatique dans la gestion de la crise sanitaire mondiale. Une semaine après le match, le club de Valence annonçait 35 % de cas positifs, celui Bergame se plaçait en quarantaine. L'alerte était lancée par Massimo Galli, chef du service des maladies infectieuses à l'hôpital Sacco de Milan, tout en rappelant que l'épidémie avait commencé avant, dans les campagnes. Ses confrères Fabiano Di Marco et Francesco Le Foche dénoncent respectivement, une ''bombe biologique'' et de ''match zéro''.

La désignation de ce match comme le ''match zéro'' illustre l'impact potentiellement dramatique des rassemblements sportifs sur la santé publique, surtout en période de pandémie. En effet, les événements tels que les matchs de football, où des milliers de personnes se retrouvent ensemble, présentent un risque élevé de transmission de maladies infectieuses, notamment lorsque des mesures de précaution ne sont pas en place. Le fait que cet événement ait eu lieu dans un moment crucial, avant que l'Italie ne connaisse une explosion de cas de COVID-19, met en exergue l'impréparation des autorités à anticiper les conséquences de la pandémie qui semble clairement se dessiner.

À mesure que le virus se propageait, la Lombardie, ainsi que d'autres régions du nord, se retrouvaient en situation de crise sanitaire. Les hôpitaux étaient submergés, les lits de soins intensifs devenaient rares, et le personnel médical était en état de stress extrême. Le système de santé italien, pourtant réputé pour sa qualité, se trouvait soudainement en grande difficulté, exposant des faiblesses qui n'avaient jamais été testées à une telle échelle.

La crise a révélé les défis importants auxquels le système de santé italien était confronté. En Lombardie, l'un des centres économiques les plus dynamiques de l'Italie, les hôpitaux étaient malgré tout débordés par le nombre de patients nécessitant des soins intensifs. Les médecins et les infirmières étaient confrontés à des dilemmes éthiques déchirants, comme la décision de qui devait recevoir des soins lorsque les ressources étaient insuffisantes. Les images de l'Italie en détresse ont fait le tour du monde, avec des scènes de médecins épuisés, de patients en détresse et de camions militaires transportant les corps des défunts vers des crématoires éloignés. Images largement diffusées dans les medias qui ont énormément marqué les opinions publiques. Cependant, France Info Tv rapporte 148 morts pour 3 296 cas annoncés au jeudi 5 mars, soit un taux de létalité de 4,5%, chiffre qui nuance après coup la gravite des images.

Face à cette situation, le gouvernement italien a imposé des mesures de confinement strictes. À partir du 9 mars 2020, l'Italie a été placée en quarantaine nationale, interdisant les déplacements non essentiels et fermant les commerces non indispensables. Les écoles, les universités et les lieux de rassemblement ont été fermés, et les habitants étaient invités à rester chez eux pour ralentir la propagation du virus.

Les mesures de confinement ont eu un impact dévastateur sur l'économie italienne, déjà fragile avant la pandémie. Le tourisme, un pilier important de l'économie italienne, a été particulièrement touché. Les hôtels, restaurants, musées et autres attractions touristiques ont dû fermer leurs portes, entraînant des pertes d'emplois massives et une crise économique profonde. Les petites entreprises, qui formaient une part essentielle du tissu économique italien, ont également souffert, avec de nombreuses fermetures et faillites.

L'impact social a été tout aussi significatif. Le confinement a exacerbé les inégalités sociales, avec les personnes les plus vulnérables, notamment les personnes âgées et les familles à faibles revenus, étant les plus touchées. La solitude et l'isolement ont pesé lourdement sur la santé mentale de nombreux Italiens, entraînant une augmentation des problèmes de santé mentale tels que l'anxiété et la dépression. La pandémie a aussi mis en évidence les défis liés à la protection sociale et au soutien des personnes en difficulté.

Le gouvernement italien, dirigé par le Premier ministre Giuseppe Conte, a pris des mesures drastiques pour contenir la pandémie. Outre le confinement, des mesures économiques ont été mises en place pour soutenir les entreprises et les travailleurs touchés. Des subventions, des prêts et des aides ont été accordés pour atténuer l'impact économique, bien que la réponse ait parfois été critiquée pour son manque de rapidité et d'efficacité.

Le 12 mars, la Chine envoie en Italie une équipe médicale composée de neuf médecins et plusieurs tonnes de matériel sanitaire dont des ventilateurs, des appareils d'assistance respiratoire, des électrocardiographes et des dizaines de milliers de masques. Le 18 mars, douze médecins et infirmiers ainsi que dix-sept tonnes de matériel supplémentaires arrivent en Italie. Le président chinois Xi Jinping, lors d'une conversation téléphonique avec Giuseppe Conte, s'est dit prêt à envoyer davantage d'experts et de fournitures. La Chine annonce également l'envoi prochain de 100 000 masques de protection de haute technologie et de deux millions de masques médicaux ordinaires

Les autorités locales, les organisations non gouvernementales et les bénévoles ont également joué un rôle crucial dans la réponse à la crise. Les hôpitaux ont été soutenus par des donations de matériel médical et de fonds, et les communautés se sont mobilisées pour aider les personnes dans le besoin. Cette solidarité a été un aspect positif dans une période autrement sombre, montrant la résilience et la générosité des Italiens.

En décembre 2020, selon les derniers chiffres des autorités italienne, le Covid-19, devenu la Covdi-19 a fait 60 078 morts dans le pays depuis le début de l'épidémie avec donc un taux de létalité de 3,47 %. À la fin d'avril 2021, le taux de décès reste encore un des plus élevés du monde avec 3,01%, selon le site politologue.com

Selon l'OCDE (Organisation De Coopération Et De Développement Economiques) en Juin 2020 L'Italie comptait 8.6 lits en réanimation pour 100 000 habitants.

Selon un article publié sur France Info par Bruce de Galzain et Sebatien Farcis, l'Institut supérieur de la santé, l'organisme de référence en Italie, précise par ailleurs que sur une période d'un an, de fin décembre 2020 à janvier 2022, ''le nombre de décès dus au Covid-19 a été surestimé de 10%, 16 000 personnes sur 160 000 sont mortes avec le Covid-19, mais pas du Covid-19''.

Espagne

L'Espagne, comme de nombreux autres pays, a été gravement touchée par cette crise sanitaire mondiale. Le pays ibérique a connu des défis majeurs en matière de santé publique, d'économie et de société, et l'impact de la pandémie sur l'Espagne mérite une analyse approfondie.

L'Espagne a enregistré ses premiers cas de COVID-19 en janvier 2020, mais la véritable explosion des infections a eu lieu en mars. Les premiers cas ont été détectés principalement dans la région de Madrid et en Catalogne, mais le virus s'est rapidement propagé à travers le pays. Le 14 mars 2020, l'Espagne a imposé un état d'urgence national, marquant le début d'une série de mesures de confinement strictes destinées à limiter la propagation du virus.

Ces mesures comprenaient la fermeture de toutes les écoles, universités, commerces non essentiels, ainsi que l'interdiction des déplacements non nécessaires. La population était sommée de rester chez elle, sauf pour les besoins fondamentaux tels que l'achat de nourriture ou de médicaments. Les restrictions de déplacement et les fermetures ont été mises en œuvre pour éviter un effondrement complet du système de santé.

L'Espagne a été confrontée à une pression immense sur son système de santé, qui a révélé à la fois des points forts et des faiblesses. Le système de santé espagnol, connu pour son modèle de soins universels, a été mis à l'épreuve de manière sans précédent. Les hôpitaux, notamment ceux de Madrid et de Barcelone, ont été submergés par un afflux massif de patients atteints de COVID-19. La pénurie de lits de soins intensifs, de matériel médical et de personnel soignant a rapidement émergé comme un problème critique.

Les autorités espagnoles ont réagi en augmentant rapidement la capacité des hôpitaux, en construisant des hôpitaux temporaires et en mobilisant le personnel médical de réserve. Des mesures d'urgence ont été mises en place pour gérer la crise, y compris des stratégies de triage pour déterminer quels patients recevaient des soins intensifs lorsque les ressources étaient limitées. Les images des hôpitaux débordants et des médecins épuisés ont été largement diffusées dans les médias internationaux, soulignant l'ampleur de la crise.

La collaboration internationale a également joué un rôle important dans la réponse espagnole à la pandémie. L'Espagne a reçu de l'aide sous forme de matériel médical et de soutien logistique de la part de l'Union européenne et d'autres partenaires internationaux. Cette solidarité a été cruciale pour soutenir les efforts de réponse à la crise.

Comme partout ailleurs, les mesures de confinement et les restrictions ont eu un impact économique profond sur l'Espagne. Le pays, à l'économie fragile avant la pandémie, a vu son économie gravement affectée par la crise. Les secteurs du tourisme, de l'hôtellerie et de la restauration, qui constituent des éléments clés de l'économie espagnole, ont été particulièrement touchés. La fermeture des frontières et les restrictions de voyage ont entraîné une chute brutale des revenus touristiques, provoquant des pertes massives d'emplois et des fermetures d'entreprises.

Les petites et moyennes entreprises, qui sont essentielles pour l'économie espagnole, ont également souffert. De nombreuses entreprises ont été contraintes de réduire leurs activités ou de fermer temporairement, ce qui a entraîné une augmentation du chômage et une baisse significative des revenus pour de nombreux Espagnols. En réponse, le gouvernement espagnol a mis en place des mesures de soutien économique, telles que des subventions pour les entreprises, des aides au chômage et des prêts pour soutenir les travailleurs et les entreprises touchés par la crise.

Le confinement a également exacerbé les inégalités sociales en Espagne. Les personnes les plus vulnérables, y compris les personnes âgées, les personnes à faibles revenus et les travailleurs informels, ont été particulièrement touchées. Les familles à faibles revenus ont eu du mal à accéder aux services de base et à faire face aux difficultés économiques accrues. Les mesures de confinement ont également eu un impact sur la santé mentale des Espagnols, avec une augmentation des cas d'anxiété, de dépression et de solitude.

La gestion de la pandémie par le gouvernement espagnol a été marquée par des décisions difficiles et des défis importants. Le Premier ministre Pedro Sánchez a annoncé un état d'urgence national, qui a été prolongé à plusieurs reprises en réponse à l'évolution de la situation. Les mesures de confinement strictes ont été mises en œuvre pour ralentir la propagation du virus, mais elles ont également été accompagnées de critiques concernant leur impact sur la vie quotidienne et l'économie.

Le gouvernement a mis en place une série de mesures pour soutenir les travailleurs et les entreprises touchés par la crise. Le plan de soutien économique comprenait des subventions pour les entreprises, des aides au chômage, et des programmes de soutien pour les travailleurs indépendants et les petites entreprises. En outre, des fonds européens ont été mobilisés pour soutenir la relance économique et les efforts de récupération.

Mi-janvier 2020, des traces du virus responsable de la maladie à coronavirus sont découvertes dans les eaux usées de Barcelone, une ville située en Catalogne. Cependant, à cette époque, le virus et la maladie qu'il cause sont encore largement inconnus des autorités sanitaires et du public. Les premiers cas de COVID-19 n'ont pas encore été signalés en Espagne, et la communauté scientifique est encore en train de comprendre la nature de cette nouvelle menace.

Ce n'est qu'en juin 2020, soit plusieurs mois après la détection initiale du virus dans les eaux usées, que ces premières traces seront effectivement reconnues comme étant liées au COVID-19. Les analyses menées à ce moment-là, lorsque la pandémie a déjà pris une ampleur mondiale, permettent de faire le lien entre les traces détectées et la propagation du virus dans la région de Barcelone. Ce décalage dans la reconnaissance souligne la lenteur avec laquelle l'information sur les nouvelles menaces sanitaires peut se diffuser, ainsi que les défis de la surveillance précoce des pathogènes émergents.

Les résultats de cette analyse rétrospective mettent en évidence l'importance des systèmes de surveillance des eaux usées comme outil préventif pour détecter la présence de virus dans les communautés, même avant l'apparition de symptômes cliniques chez les individus. Ils montrent également comment les connaissances et les technologies disponibles pour surveiller les maladies doivent évoluer rapidement pour faire face aux défis posés par de nouvelles infections. La détection précoce et l'interprétation correcte des données environnementales jouent un rôle crucial dans la gestion des crises sanitaires, soulignant la nécessité d'une vigilance constante et d'une coopération internationale pour identifier et contenir les menaces émergentes.

Le 31 janvier, le premier cas de COVID-19 est détecté sur la petite île de la Gomera. Peu après, d'autres cas apparaissent dans les Baléares, ce qui donne l'impression que l'épidémie est contenue. Cette situation initiale semble suggérer que le virus est localisé et sous contrôle, mais elle s'avère trompeuse. La perception de maîtrise de l'épidémie masque la réalité de la propagation plus étendue et rapide du virus, qui se révèle progressivement au fur et à mesure que les cas se multiplient et que les impacts deviennent plus graves.

Le 25 février, le ministre de la Santé, Salvador Illa, annonce à la radio publique RNE qu'il tente de retracer l'origine des premiers cas de COVID-19 en Espagne, car le virus pourrait avoir circulé en Andalousie avant d'être détecté. Parmi les 17 cas confirmés, dont 15 ont été recensés au cours des trois jours précédents, aucun n'a voyagé dans une zone considérée comme à risque. Cependant, douze de ces cas sont liés à l'Italie, incluant des vacanciers de Tenerife et Kike Mateu, un journaliste de Valence qui s'est rendu à Milan le 19 février pour couvrir le match entre l'Atalanta Bergame et le FC Valence. Cette connexion avec l'Italie suggère que les déplacements internationaux ont joué un rôle clé dans la propagation du virus en Espagne, mettant en lumière la complexité de la traçabilité des infections dans le contexte d'une épidémie mondiale.

Le samedi 22 mars, alors que le nombre de décès a augmenté de 32 % en une journée, atteignant 1 326, le gouvernement espagnol déploie 52 000 soignants supplémentaires, dont 14 000 médecins et infirmiers à la retraite. En réponse à la crise, la construction d'un hôpital de campagne de 5 500 lits est lancée à Madrid. Parallèlement, 1,3 million de masques chirurgicaux, livrés par la Chine, seront distribués dans les heures suivantes. Le président du gouvernement indique également que, parmi les 350 000 tests de coronavirus déjà effectués, environ 15 000 sont réalisés chaque jour, selon les services compétents.

Selon le site politologue, Au 11 juin 2021, la situation épidémiologique mondiale révèle un total de 3 729 458 cas confirmés de COVID-19. Cette pandémie a eu un impact tragique avec 80 465 décès enregistrés jusqu'à cette date. Le taux de mortalité global se chiffre à 2,16 %, indiquant la proportion de personnes décédées parmi les cas confirmés. Ces chiffres illustrent l'ampleur continue de la crise sanitaire, malgré les efforts déployés pour contenir la propagation du virus et atténuer ses effets. La situation souligne l'importance des mesures de prévention, pour réduire la transmission et les conséquences graves de la maladie.

Les premiers cas de coronavirus en Espagne ont été donc signalés à Igualada, une ville de 40 000 habitants située à environ soixante kilomètres de Barcelone, dans la comarque de la Cuenca de Odena en Catalogne. Cette ville a été l'un des premiers foyers de la pandémie dans le pays. Depuis le 13 mars, Igualada était en confinement pour tenter de limiter la propagation du virus. Le 31 mars, la situation était particulièrement préoccupante avec 57 décès enregistrés pour 508 cas confirmés.

Un événement clé dans la propagation du virus a été un banquet familial qui s'est tenu le 28 février près de Barcelone. Ce rassemblement a réuni des employés de l'hôpital d'Igualada avec des personnes déjà infectées, ce qui est suspecté d'avoir contribué à une augmentation rapide des cas, tant à l'hôpital qu'à l'extérieur. Ce banquet est considéré comme un point de départ potentiel pour une explosion de cas dans la région.

Cependant, il est désormais admis que la maladie avait commencé à se répandre bien avant cet événement, dès la mi-février. La propagation du virus à Igualada et dans les environs illustre la difficulté de contenir une épidémie lorsque les premiers cas ne sont pas immédiatement identifiés et que les mesures de confinement sont mises en place trop tardivement.

Selon la RTVE (Radiotelevisión Española), le 30 novembre 2020 l'Espagne comptait 45 069 morts pour 1 648 187 cas confirmés, soit un taux de létalité de 2,73%. Il est à noter que le taux ne compte pas le nombre de cas non confirmés, incluant des porteurs asymptomatiques ou simplement des malades non dépistés, auquel cas le taux de mortalité serait encore plus faible.

Allemagne

Le 19 mars 2020, l'Allemagne signale officiellement 8 604 cas de COVID-19, 30 décès, et plus de 46 personnes rétablies. Cependant, la situation évolue rapidement. Le 9 novembre 2020, le pays enregistre 685 721 cas et 11 385 décès, avec un taux de contagion qui recommence à augmenter. La pandémie continue de se propager, et au 18 décembre 2020, le nombre de décès a atteint 24 000. Cette augmentation dramatique des cas et des décès souligne la difficulté pour l'Allemagne à l'instar des autres pays européens de maîtriser la propagation du virus et les défis persistants liés à la gestion de la crise sanitaire.

Plutôt que d'exiger le confinement, l'Allemagne a pris des mesures de distanciations sociales (pas de regroupement de plus de deux personnes, fermeture de la plupart des commerces non indispensables).

En avril 2020, les Allemands ont la possibilité de se déplacer et de sortir de chez eux, avec la plupart des parcs et jardins urbains restant ouverts dans les Länder.

Cependant, à partir de la mi-décembre 2020, face à l'augmentation des cas, le gouvernement fédéral et des Länder décident d'imposer un ''confinement partiel'' pour limiter les contacts sociaux. Cette mesure vise à freiner la propagation du virus en réduisant les interactions entre les personnes, dans l'espoir de mieux contrôler la situation sanitaire.

Le 27 janvier 2020, le ministre de la Santé de Bavière annonce qu'un cadre de 33 ans travaillant pour la société Webasto, basée à Starnberg, a été testé positif au coronavirus. Ce cas est particulièrement significatif car il marque le premier cas connu de transmission du virus en Europe provenant d'une personne non membre de la famille du patient. Le cadre a contracté l'infection d'une collègue chinoise, qui, à son tour, avait été en contact avec ses parents originaires de Wuhan lors d'une visite à Shanghai. Cette transmission en dehors de la Chine représente un tournant dans la propagation de la maladie, car elle illustre la capacité du virus à se propager entre individus non liés par la famille.

Avant ce cas en Allemagne, le premier cas documenté de transmission en dehors de Chine avait été celui du fils d'un Chinois au Vietnam. Ce développement en Bavière souligne non seulement l'extension internationale de la pandémie, mais aussi l'importance de la surveillance des contacts internationaux et des voyages dans la gestion de la crise sanitaire mondiale. Ce premier cas européen, transmis par contact professionnel et non familial, marque le début d'une série de transmissions similaires qui se propageront à travers l'Europe et le reste du monde, accélérant la nécessité d'une réponse coordonnée pour contenir le virus.

Le 28 janvier, trois nouveaux cas sont confirmés : un jeune homme de 27 ans, un homme de 40 ans et une femme de 33 ans, employés chez Webasto. Ils sont hospitalisés à Schwabing.

Le 1er février 2020, un employé de 33 ans de la société Webasto, résidant à Munich, est testé positif au coronavirus. Deux jours plus tard, le 3 février, un autre collègue de cette même entreprise reçoit également un diagnostic positif. Le 7 février, la situation se complique lorsqu'il est révélé que l'épouse d'un employé déjà infecté au sein de Webasto est également touchée par le virus. Cette chaîne de transmission continue de se développer, et le 11 février, un nouvel employé de 49 ans de Webasto teste positif. Parallèlement, un membre de la famille d'un autre employé de Webasto, déjà diagnostiqué, contracte également la maladie.

Ces cas successifs au sein de l'entreprise Webasto illustrent la manière dont le virus peut se propager rapidement parmi les contacts proches et les membres de la famille. Les infections initiales parmi les employés de Webasto et leurs proches soulignent l'importance de la détection précoce, de la mise en quarantaine, et des mesures de confinement pour limiter la propagation du virus. La situation au sein de cette entreprise devient un point focal pour comprendre comment les chaînes de transmission peuvent se développer dans un cadre professionnel et familial.

Au 27 mars 2021 l'Allemagne identifie 42 288 cas contaminés et 253 morts. Soit un taux de létalité de près de 0,6%. Le 26 avril 2021, l'Allemagne enregistrait 81624 pour 3 299 325 cas confirmés, soit un taux de létalité à son paroxysme de 2,47%. Malgré une gestion de crise un peu moins enclin à instaurer des mesures de confinement et de quarantaine aussi strictes que ses voisines, l'Allemagne enregistre des taux de mortalités relativement bas.

Tel que souligné par Flora Graham et Davide Castelvecchi, dans un article publié dans la Revue *Nature*, le 6 avril 2020 L'Allemagne présente à la fois un faible taux de mortalité et un taux de létalité apparente bas parmi les personnes testées positives au coronavirus, surtout en comparaison avec d'autres pays d'Europe de l'Ouest comme la France. Bien que le nombre de personnes infectées soit élevé, le taux de mortalité reste remarquablement bas. Cette situation contraste avec celle observée dans d'autres pays européens, où les taux de mortalité sont plus élevés. Les raisons de cette différence peuvent inclure des facteurs tels que l'efficacité du système de santé, les mesures de prévention mises en place, ainsi que les protocoles de traitement. Le faible taux de létalité en Allemagne souligne l'importance de l'accès aux soins et de la gestion précoce des cas dans la lutte contre la pandémie.

Quelques hypothèses expliquent la faible mortalité liée au COVID-19 en Allemagne :

Test massif et détection précoce : L'Allemagne a largement testé sa population, permettant de détecter de nombreux porteurs asymptomatiques. Pendant la semaine du 2 mars, 35 000 tests ont été réalisés, suivis de 100 000 tests la semaine suivante, avant même que les premiers décès ne soient enregistrés. Au 20 mars 2020, la capacité de test quotidienne était de 12 000, avec un total de 500 000 tests par semaine. En comparaison, la France effectuait environ 2 500 tests par jour à la même période, limitant ainsi la détection des cas et leur sous-estimation.

Isolement précoce : Grâce à un nombre élevé de tests, l'Allemagne a pu isoler rapidement les cas positifs et leurs contacts, ralentissant ainsi la propagation du virus et réduisant la pression sur les hôpitaux. Cela contraste avec les situations en Italie, en Espagne et en France, où les hôpitaux ont été surchargés par des patients graves.

Capacités en soins intensifs : L'Allemagne disposait de 25 000 lits en soins intensifs au 20 mars 2020, bien au-dessus des capacités en France et en Italie, ce qui a permis de mieux gérer l'afflux de patients graves. Cette capacité a été augmentée à 40 000 lits, dont 30 000 équipés de respirateurs, tandis que la France comptait environ 14 000 lits en réanimation.

Détection des cas asymptomatiques : En Allemagne, plus de 70 % des personnes identifiées comme infectées étaient âgées de 20 à 50 ans, une tranche d'âge généralement en meilleure santé et moins à risque de décès, bien que la proportion de personnes âgées dans la population puisse induire une hausse des décès à long terme.

Critères de recensement : L'Allemagne ne réalise pas systématiquement des tests post-mortem, ce qui peut biaiser les statistiques de mortalité. Seules les personnes confirmées positives avant leur décès sont comptées. Cette méthode peut exclure les cas non diagnostiqués décédés à domicile, comme le souligne le président de l'Institut Robert-Koch.

Ces éléments combinés offrent une explication possible du faible taux de mortalité observé en Allemagne comparativement à d'autres pays européens.

Dès le mois de mars 2020, l'Institut de médecine tropicale de l'hôpital universitaire de Tübingen lance plusieurs études pour chercher une thérapie adaptée au nouveau virus.

Selon le ministère fédéral de la Santé ''en principe, les médecins peuvent décider d'utiliser l'hydroxychloroquine pour les patients atteints de Covid-19 (liberté de thérapie). Un médecin doit suivre les recommandations d'utilisation'' établies par l'Institut fédéral des médicaments et des dispositifs médicaux (BFARM)

En mai-juin 2020, l'hôpital universitaire de Tübingen, en partenariat avec l'hôpital universitaire de Hambourg-Eppendorf, "mène deux études cliniques afin de savoir si l'hydroxychloroquine peut venir à bout du coronavirus, en s'appuyant sur un protocole rigoureux pour ne pas mettre en danger les patients"

Le 25 septembre 2020 *Der Spiegel* déclare que les médecins allemands ont prescrit largement les antipaludéens contre la Covid-19.

Informations très peu reprises par les medias français, pays pourtant qui a vu l'équipe du Pr Roult défrayer la chronique en vantant les mérites de l'hydroxychloroquine déjà en Mars 2020.

France

En France, la crise sanitaire a non seulement exposé des vulnérabilités mais aussi déclenché une série d'événements marquants qui ont profondément affecté la société, l'économie, et les institutions.

Le 8 janvier 2020, le ministre des Affaires étrangères Jean-Yves Le Drian exprime son inquiétude concernant la situation en Chine, mais souligne qu'il n'y a pas encore de cas en France. Il indique que les autorités françaises suivent de près l'évolution de la situation et mettent en place des mesures de prévention pour protéger la population.

Agnès Buzyn, ministre de la Santé, déclare le 24 janvier 2020 que les autorités françaises sont préparées à gérer l'éventuelle propagation du virus. Elle annonce que des mesures de surveillance et de prévention sont mises en place, incluant le renforcement des contrôles dans les aéroports et la mise en œuvre de protocoles pour les cas suspects.

En France, les premiers cas confirmés ont été enregistrés le 16 janvier 2020 à Paris, Selon un article du Monde datant du 24 Janvier 2020, il s'agit d'un homme d'abord identifié comme touriste chinois, avant d'être identifié comme un français originaire de Chine et de deux touristes chinois ayant séjourné à Wuhan. Ces trois personnes sont également les premiers cas annoncés en Europe. Le patient zéro découvert par SOS Médecins Bordeaux est hospitalisé à Bordeaux, les deux patients suivants à Paris.

A la suite de l'annonce des premiers cas confirmés en France, Édouard Philippe, Premier ministre, assure que le gouvernement prend toutes les précautions nécessaires pour gérer la situation. Il souligne que le ministère de la Santé a établi un plan de contingence pour répondre à toute évolution de la situation. Le gouvernement français a alors pris des mesures préventives, notamment en mettant en place des contrôles sanitaires dans les aéroports et en intensifiant la surveillance des cas suspects.

Un représentant en vins, rentré de Chine le 22 janvier, est hospitalisé à l'hôpital Pellegrin de Bordeaux le 23 janvier. L'un des deux touristes meurt le 14 février 2020 ; âgé de 80 ans et arrivé en France le 23 janvier 2020, cette personne décède dans le service de réanimation de l'hôpital Bichat-Claude-Bernard, à Paris.

Selon un article du Point le 3 mai 2020 il est possible que des Français aient été infectés par le coronavirus sur le territoire national avant la détection officielle, et que leurs symptômes aient été initialement pris pour ceux de la grippe.

Le 3 mai 2020, le Pr Yves Cohen, chef de deux services de réanimation dans les hôpitaux Avicenne à Bobigny et

Jean-Verdier à Bondy, déclare qu'en effectuant *a posteriori* des tests PCR sur les échantillons prélevés chez les patients atteints de pneumonie en décembre et janvier, leurs équipes ont découvert le cas d'une personne positive à la Covid-19 le 27 décembre 2019, âgée de 43 ans et qui n'avait pas voyagé

France Tv Info rapporte le 6 mai 2020, le signalement du Dr Michel Schmitt de l'hôpital Albert Schweitzer de Colmar qui rapporte un cas qui pourrait avoir été lié à la COVID-19 dès le 16 novembre 2019.

Julien Molla publie sur letelegram.fr un article selon lequel une femme de 73 ans résidant à Saint-Quay-Portrieux, dans les Côtes-d'Armor, aurait contracté la COVID-19 à la fin novembre 2019. Elle aurait été en contact avec des personnes venant de Chine dans un hôtel près de l'aéroport de Paris-Charles-de-Gaulle, avant de partir pour le Mexique avec son mari. Pendant leur séjour au Mexique, elle a développé des symptômes similaires à ceux de la grippe et a été testée positive le 14 mai. Son mari, quant à lui, n'a présenté aucun symptôme et son test est revenu négatif.

Une étude de l'Inserm (Institut national de la santé et de la recherche médicale) parue le 6 février 2021 dans la revue *European Journal of Epidemiology,* montre que le coronavirus circulait déjà en France dès l'automne 2019

Le 29 janvier 2020, Agnès Buzyn annonce que les autorités françaises ont mis en place un dispositif de dépistage pour les personnes présentant des symptômes respiratoires récents ayant voyagé en Chine. Elle rappelle également l'importance de la prévention et recommande des mesures d'hygiène rigoureuses, comme le lavage fréquent des mains et l'évitement des contacts proches avec les personnes malades.

Les ARS (Agence Régionale de Santé) régionales diffusent des recommandations aux établissements de santé et aux professionnels de la santé pour se préparer à la gestion des cas potentiels de COVID-19. Cela inclut la formation sur les procédures de triage et les mesures d'isolement pour les patients présentant des symptômes compatibles avec le virus.

Au cours du mois de Février, le virus s'est répandu en France avec des cas de plus en plus nombreux, principalement dans la région de l'Île-de-France et en Haute-Savoie, où des clusters ont été identifiés. Le 27 février 2020, le gouvernement français a annoncé la fermeture des établissements scolaires et des universités dans les zones les plus touchées. La crise a pris une ampleur significative avec l'apparition de cas dans des établissements de soins et des clusters dans des lieux publics.

Le 29 février 2020, 100 personnes sont atteintes du virus et 2 en sont mortes. Toutefois, la première occurrence de cas groupés de Covid-19 en France apparaît le 7 février 2020 à la station de ski des Contamines-Montjoie, en Haute-Savoie, avec la découverte de cinq cas de personnes infectées, toutes ressortissantes britanniques, et qui avaient préalablement côtoyé au même endroit un touriste compatriote qui avait lui-même vraisemblablement contracté le virus à Singapour. Les personnes contaminées sont hospitalisées, et les cas contacts dépistés. Parmi les cas, se trouve un enfant ayant fréquenté trois établissements : ceux-ci sont fermés.

Le deuxième foyer de contagion se manifeste à la base militaire aérienne de Creil, dans l'Oise, où l'Escadron de transport 3/60 Esterel a contribué au rapatriement de 180 Français en provenance de Wuhan le 31 janvier 2020. Dans le même département, bien qu'aucun lien direct avec ce foyer ne puisse être établi, la France enregistre son premier décès lié à la COVID-19 le 25 février 2020. Il s'agit d'un enseignant du collège Jean-de-La-Fontaine à Crépy-en-Valois. Cette tragédie marque un tournant dans l'épidémie en France, soulignant l'urgence de la situation sanitaire et la nécessité de mesures de prévention renforcées.

Du 17 au 21 février 2020, un rassemblement évangélique organisé par l'Église Porte ouverte chrétienne se tient à Mulhouse, dans le Haut-Rhin. Cet événement attire entre 2 000 et 5 000 participants, principalement français, mais aussi des personnes venues de Belgique, d'Allemagne, et de Suisse. Cet événement est rapidement identifié comme l'un des principaux foyers de propagation du COVID-19 en France, avec plus d'un millier de fidèles ayant été contaminés. La majorité des participants, souvent peu symptomatiques, retournent ensuite dans leurs régions d'origine. Leur retour contribue à la dissémination du virus dans diverses villes françaises telles qu'Ajaccio, Agen, Belfort, Besançon, Briançon, Dijon, Mâcon, Orléans, Paris, Saint-Lô, et Strasbourg. Cet essaimage illustre comment un rassemblement massif peut jouer un rôle significatif dans la propagation d'une épidémie, soulignant l'importance de mesures de prévention rigoureuses pour limiter les risques de transmission lors de grands événements publics.

Les premiers symptômes commencent à apparaître parmi les participants du rassemblement évangélique de Mulhouse dès le 20 février 2020. Le 1er mars, l'alerte est donnée par une femme et ses fils, qui ont été testés positifs au virus. En conséquence, l'Église prend l'initiative de contacter les autorités sanitaires pour signaler la situation. Cependant, l'Agence régionale de santé Grand Est ne prend pleinement conscience de la gravité des événements que le 2 mars.

À partir du 3 mars, le nombre de cas diagnostiqués connaît une augmentation rapide et significative. Cette situation alarmante est exacerbée par des commentaires initiaux du médecin généraliste de Mulhouse, Patrick Vogt, qui avait déclaré à RTL que le COVID-19 n'était "pas la maladie grave et mortelle décrite, mais plutôt un simple rhume ou grippe, moins sévère qu'une grippe ordinaire". Deux jours plus tôt, Vogt avait été en contact avec de nombreux malades et avait servi comme médecin de garde au SAMU. Il dénonce alors un "déni total de la part des autorités" et affirme que Mulhouse connaît une diffusion massive du virus, correspondant au stade 3 du plan Orsan REB, bien au-delà des chiffres officiels rapportés.

Le 6 mars, la situation s'aggrave considérablement. En l'espace de 24 heures, 81 nouveaux cas sont détectés à Mulhouse. Le préfet annonce que les ressources disponibles sont désormais insuffisantes pour procéder à un dépistage systématique de tous les cas suspects. Les moyens se concentrent désormais sur les patients présentant les états les plus graves, qui sont hospitalisés en priorité. Face à cette crise, des mesures restrictives sont mises en place dans l'ensemble du Haut-Rhin pour tenter de limiter la propagation du virus. Ces mesures incluent la fermeture des écoles et des restrictions sur les rassemblements publics afin de réduire les risques de transmission et de protéger la santé publique.

Devant à l'accélération de la pandémie, le président Emmanuel Macron a annoncé le 16 mars 2020 un confinement national. La mesure, qui est entrée en vigueur le 17 mars, a limité les déplacements des citoyens à des motifs essentiels tels que le travail, les courses alimentaires, et les soins médicaux. Les écoles, universités, restaurants, et magasins non essentiels ont été fermés. Le système de santé a rapidement été submergé par l'afflux de patients, avec des hôpitaux en région parisienne et en Alsace particulièrement touchés.

Le 25 mars 2020, le gouvernement a introduit des amendes pour les violations des règles de confinement, afin de garantir le respect des mesures de distanciation sociale. Les médias ont diffusé des images des hôpitaux en surcapacité, des ambulances en attente, et des soignants épuisés, soulignant la gravité de la situation.

En avril 2020, la France se trouvait en pleine crise sanitaire. Les mesures de confinement ont été prolongées jusqu'au 11 mai. Les autorités ont lancé une campagne de dépistage massif pour mieux comprendre la propagation du virus et identifier les personnes infectées. Le 7 avril, le ministre de la Santé, Olivier Véran, a annoncé la création de "l'Observatoire de la santé publique", visant à surveiller et à analyser l'évolution de la pandémie.

Les hôpitaux ont continué à faire face à une pression énorme, et le gouvernement a pris des mesures pour renforcer les capacités de soins intensifs et pour fournir un soutien supplémentaire aux établissements de santé. Les Français ont été encouragés à porter des masques, bien que leur utilisation n'ait été rendue obligatoire que plus tard, en mai.

Le 11 mai 2020, la France a commencé un déconfinement progressif. Les écoles ont rouvert leurs portes de manière partielle, et les commerces ont pu réouvrir sous certaines conditions. Le gouvernement a mis en place des règles strictes pour limiter la propagation du virus, notamment la distanciation sociale, le port du masque dans les transports en commun, et des restrictions sur les rassemblements.

Le 2 juin 2020, les frontières ont été rouvertes aux voyageurs en provenance de pays de l'Union européenne, mais les restrictions ont continué pour les pays hors de l'Europe. Les premiers signes d'une reprise économique ont été observés, bien que les conséquences économiques du confinement aient continué à se faire sentir.

L'été 2020 a été marqué par une période de relative accalmie, avec une baisse du nombre de cas et une reprise progressive des activités. Cependant, le gouvernement est resté vigilant face à une possible résurgence du virus. Les autorités ont continué à surveiller les foyers d'infection, notamment dans certaines régions et parmi les populations à risque.

En août, les premiers signes de résurgence ont été observés, avec une augmentation des cas dans plusieurs régions. Le gouvernement a intensifié les campagnes de sensibilisation et renforcé les mesures de prévention, y compris l'encouragement à la vaccination contre la grippe, afin de réduire la pression sur le système de santé.

À l'automne 2020, la France a connu une seconde vague de l'épidémie, avec une augmentation significative du nombre de cas et d'hospitalisations. Le 28 septembre, le gouvernement a annoncé des mesures de restriction renforcées, notamment des couvre-feux dans les grandes villes comme Paris et Lyon. Les établissements scolaires ont continué à fonctionner normalement, mais des restrictions supplémentaires ont été imposées sur les rassemblements publics.

Le 30 octobre 2020, le président Emmanuel Macron a annoncé un nouveau confinement national, entré en vigueur le 1er novembre. Ce confinement, moins strict que celui de mars, a permis la réouverture des écoles et des crèches, mais a limité les déplacements et fermé les commerces non essentiels. Les mesures comprenaient également des restrictions sur les déplacements entre régions et un soutien accru aux entreprises touchées par les nouvelles restrictions.

Selon l'institut Pasteur, en France au 11 Mai 2020 le taux de létalité réel était estimé à 0.7% de l'ensemble des 2,8 millions de personnes infectées. Il n'est pas faux de dire que les autorités ont souvent axé leurs statistiques sur le nombre d'hospitalisation en soins intensifs, sans doute par manque de test et donc de données plus proches de la réalité concernant le nombre de personnes contaminées en France. A titre d'exemple, l'Allemagne a réalisé un grand nombre de tests de manière précoce. Selon la Fédération allemande des médecins conventionnés, 35 000 personnes ont été testées dans la semaine du 2 mars, alors qu'aucun mort n'avait encore été répertorié dans le pays, et 100 000 la semaine suivante, au cours de laquelle ont été enregistrés les premiers décès, selon Thomas Wieder du Monde. En Allemagne, au 20 mars 2020, la capacité de tests était de 12 000 par jour et la politique consiste à faire des tests précoces. En France, à la même date, elle est de 2500 tests par jour selon Ouest France.

Masques ou pas masques

Au début de la pandémie, en mars 2020, Olivier Véran et d'autres responsables de la santé publique ont minimisé l'importance des masques pour le grand public. Les recommandations initiales stipulaient que les masques étaient principalement réservés aux professionnels de santé et aux personnes malades. Olivier Véran a affirmé que les masques ne seraient pas efficaces pour les personnes en bonne santé et que leur utilisation pourrait même conduire à une fausse sensation de sécurité. Ce message était en ligne avec les recommandations de la Haute Autorité de Santé (HAS) et de l'Organisation mondiale de la santé (OMS) à l'époque, qui soulignaient que le port du masque n'était pas nécessaire pour les personnes asymptomatiques et que les mesures de distanciation sociale et de lavage des mains étaient plus importantes.

À partir de la fin du mois de mai 2020, alors que la pandémie se propageait et que de nouvelles études ont émergé, les recommandations ont évolué. Le gouvernement français a modifié sa position et a commencé à recommander le port du masque dans les espaces publics clos, comme les magasins, les transports en commun, et les lieux de travail. Cette évolution a été accompagnée par la publication de nouvelles données scientifiques montrant que les masques pouvaient réduire la transmission du virus.

À partir de la fin du mois de mai 2020, alors que la pandémie se propageait et que de nouvelles études ont émergé, les recommandations ont évolué. Le gouvernement français a modifié sa position et a commencé à recommander le port du masque dans les espaces publics clos, comme les magasins, les transports en commun, et les lieux de travail. Cette évolution a été accompagnée par la publication de nouvelles données scientifiques montrant que les masques pouvaient réduire la transmission du virus.

La pénurie de masques au début de la pandémie a également été un problème majeur. Les premières recommandations minimales ont conduit à une pénurie de masques de qualité pour le grand public, avec des difficultés d'approvisionnement qui ont exacerbé les tensions. L'absence de normes strictes et de régulation sur les types de masques a soulevé des questions sur leur efficacité réelle.

Le débat a également inclus la question de l'efficacité des masques en tissu par rapport aux masques chirurgicaux. Les autorités ont précisé que les masques en tissu devaient répondre à des normes spécifiques pour être efficaces, mais de nombreux consommateurs ont utilisé des masques faits maison ou de qualité inférieure, ce qui a soulevé des préoccupations sur leur capacité à protéger contre le virus.

À mesure que les recommandations sont devenues des obligations, les autorités ont mis en place des mesures pour faire respecter le port du masque, notamment des contrôles et des amendes pour les personnes ne respectant pas les règles. Cette application stricte a parfois été perçue comme une forme de coercition, créant des tensions entre les citoyens et les forces de l'ordre.

En somme, le citoyen est confronté à des déclarations émanant du Ministre de la santé en personne qui sont pour le moins diamétralement opposées, si au début de la pandémie le masque était *inutile* alors que les pharmacies se sont vus interdire la vente de masques chirurgicaux aux particuliers, voilà maintenant que l'on verbalise les gens qui n'en portent pas. Cela risque en effet d'entamer d'avantage la confiance qu'ont les français vis à vis de leur gouvernement.

Comme rapporter sur le site de l'opinion.fr la France a importé 10,3 milliards d'euros de produits liés à la crise sanitaire en 2020, en hausse de 7,2 milliards d'euros par rapport à 2019. Il s'agit en majorité de masques (pour 127 000 tonnes) et de réactifs pour les tests, tous deux achetés en Chine.

Affaire Buzyn

En janvier 2020, la France, comme le reste du monde, est entrée dans une période de turbulences majeures alors que le COVID-19, une nouvelle maladie causée par le virus SARS-CoV-2, commençait à se répandre à une vitesse alarmante. À cette époque, Agnès Buzyn était la ministre de la Santé du gouvernement français. Sa gestion de la crise sanitaire a suscité de vives critiques et controverses, surtout en raison de certaines déclarations publiques faites concernant l'évolution de la situation sanitaire.

Dès le début de l'épidémie, Agnès Buzyn a tenu plusieurs discours publics où elle a minimisé la gravité de la situation. Elle a exprimé des doutes sur le fait que l'épidémie pourrait évoluer en une pandémie mondiale, en affirmant notamment que la situation ne semblait pas nécessiter des mesures d'urgence au niveau national ou international. Ces commentaires ont été perçus par une partie de l'opinion publique et des experts comme une sous-estimation de la menace que représentait le virus. En effet, à cette époque, les informations sur la propagation du virus et sa virulence étaient encore limitées, mais des indicateurs alarmants en Chine et dans d'autres pays montraient déjà des signes de propagation rapide et de transmission communautaire.

Les critiques ont surtout porté sur le fait que les déclarations de Buzyn ont pu contribuer à créer un faux sentiment de sécurité parmi la population française. Alors que les mesures de prévention et de préparation pour faire face à une crise sanitaire de cette envergure auraient dû être intensifiées, certains ont estimé que les messages transmis par le ministère de la Santé n'ont pas suffisamment alerté les citoyens sur les risques imminents et la nécessité d'adopter des comportements protecteurs, tels que le port de masques ou la distanciation sociale.

Le 16 février 2020, Agnès Buzyn a annoncé sa démission de son poste de ministre de la Santé pour se lancer dans la campagne des élections municipales à Paris, où elle était candidate pour la mairie. Cette décision a été perçue comme un tournant dans la gestion de la crise sanitaire, surtout dans un contexte où les mesures de confinement et les restrictions de voyage commençaient à être discutées sérieusement. La démission de Buzyn a coïncidé avec une période critique où la propagation du virus s'intensifiait en France, et cela a suscité des interrogations sur l'opportunité et les motifs de son départ à un moment aussi crucial.

Après son départ, la gestion de la crise sanitaire est devenue l'objet d'une attention accrue et d'une enquête sur la manière dont les autorités avaient traité l'épidémie jusqu'à ce moment-là. Les critiques ont afflué concernant la lenteur avec laquelle certaines mesures préventives avaient été mises en place. Des questions ont été soulevées sur l'efficacité des préparations des hôpitaux, la disponibilité des équipements de protection, et les décisions politiques prises pour faire face à la crise. L'enquête a examiné si les autorités avaient suffisamment anticipé l'ampleur de la pandémie et pris des mesures appropriées pour protéger la santé publique.

En 2021, une enquête judiciaire a été ouverte pour analyser la gestion de la crise sanitaire par Agnès Buzyn ainsi que d'autres responsables gouvernementaux. Cette enquête visait à clarifier la responsabilité de chacun dans la gestion de l'épidémie et à déterminer si des erreurs graves avaient été commises dans la réponse à la crise. Les investigations ont porté sur plusieurs aspects cruciaux : la préparation des infrastructures de santé, la disponibilité des équipements de protection personnelle, les décisions politiques et administratives, ainsi que la communication publique. Les enquêteurs ont cherché à comprendre si des erreurs de jugement ou des manquements avaient eu des conséquences directes sur la gestion de la pandémie et, par conséquent, sur la santé et la sécurité des citoyens.

Agnès Buzyn, pour sa part, a défendu ses actions en affirmant qu'elle avait pris les décisions basées sur les informations et recommandations scientifiques disponibles à l'époque. Elle a souligné que la situation était en constante évolution et que les autorités faisaient face à une crise sanitaire sans précédent, avec des incertitudes importantes quant à l'évolution du virus et à son impact. Selon Buzyn, les décisions étaient fondées sur les meilleures connaissances disponibles au moment donné, et il était difficile de prévoir la rapidité avec laquelle la situation évoluerait.

Elle a également mis en avant les défis inhérents à la gestion d'une crise de cette ampleur, où les informations changeantes, les pressions politiques et les besoins urgents des infrastructures de santé ont contribué à rendre la prise de décision particulièrement complexe. En outre, elle a mentionné les efforts déployés pour renforcer le système de santé et mobiliser les ressources nécessaires, même si ces efforts ont parfois été jugés insuffisants face à l'ampleur de la crise.

La gestion de la crise sanitaire par Agnès Buzyn reste un sujet de débat et de réflexion pour les décideurs, les chercheurs et le public. Les leçons tirées de cette période critique continueront à influencer les politiques de santé publique et les stratégies de gestion de crises futures. Les enquêtes et les analyses approfondies visent à comprendre les failles et les réussites de la réponse initiale à la pandémie afin de mieux préparer les systèmes de santé pour de futurs défis sanitaires mondiaux.

Etats-Unis

La crise du COVID-19 aux États-Unis s'est révélée être un épisode complexe et profondément perturbateur de l'histoire moderne, impactant tous les aspects de la société américaine, de la santé publique à l'économie, en passant par la politique et les relations internationales. L'émergence de la maladie COVID-19, a déclenché une série d'événements qui ont révélé tant les forces que les faiblesses du système de santé américain. Cette crise, qui a débuté officiellement au début de 2020, s'est déployée en plusieurs phases marquées par des réponses variées et souvent controversées, des conflits politiques internes, des défis logistiques et des bouleversements économiques et sociaux majeurs.

Le premier cas confirmé de COVID-19 aux États-Unis a été signalé le 20 janvier 2020 dans l'État de Washington. Cette annonce a marqué le début d'une crise qui allait rapidement se propager à travers le pays. Au départ, la réponse fédérale a été marquée par un mélange de scepticisme et de minimisation. Le président Donald Trump et d'autres responsables politiques ont exprimé des déclarations rassurantes, parfois en contradiction avec les évaluations des experts en santé publique. Cette attitude initiale a été critiquée pour avoir retardé la mise en œuvre de mesures de prévention essentielles, telles que la promotion du port du masque et le renforcement des tests.

Le 31 janvier, le gouvernement américain a imposé une quarantaine de 14 jours pour tous les citoyens revenant de Chine après un séjour dans la province du Hubei. En parallèle, les États-Unis ont interdit l'entrée sur leur territoire aux non-Américains ayant séjourné en Chine au cours des deux semaines précédentes. En outre, le gouvernement a procédé à l'évacuation de ses employés ainsi que de ses ressortissants non employés, en provenance de la province du Hubei et du navire de croisière Diamond Princess, qui était en quarantaine dans le port de Yokohama. Ces mesures visaient à contenir la propagation du virus et protéger la santé publique.

Les 6 et 17 février 2020, deux personnes décèdent du coronavirus, sans que la cause ne soit identifiée à cette époque.

En février 2020, la situation a commencé à se détériorer rapidement. Les premiers foyers d'épidémie se sont développés dans des zones telles que l'État de Washington, la Californie et New York, avec des clusters significatifs de cas et de décès. La reconnaissance croissante de la gravité de la situation a conduit à une réponse plus coordonnée, bien que toujours fragmentée par des divergences politiques et des disparités dans les capacités de réponse des États. Le 11 mars 2020, l'Organisation mondiale de la santé (OMS) a déclaré que le COVID-19 était une pandémie, une reconnaissance qui a accentué la nécessité d'une réponse urgente et globale.

Le 1er mars 2020, dans un établissement de soins infirmiers de l'État de Washington, un agent de santé présentant des symptômes de COVID-19 est testé positif.

Les 76 résidents de l'établissement sont testés par PCR avec des échantillons nasopharyngés, le 13 mars ainsi que les 19 et 20 mars. Parmi eux, 63 % sont positifs au test, bien que 56 % soient asymptomatiques ou présymptomatiques.

Durant le mois de mars 2020, la situation s'est aggravée avec une propagation rapide du virus dans des villes clés comme New York, qui est devenue un épicentre majeur de la pandémie. Les États et les villes ont commencé à mettre en place des mesures de confinement et de distanciation sociale pour freiner la propagation du virus. Ces mesures comprenaient la fermeture des écoles, des restaurants, des bars et des entreprises non essentielles, ainsi que l'interdiction des rassemblements de grande taille. Les directives de quarantaine et d'isolement ont également été instaurées pour les personnes testées positives ou exposées au virus.

Cependant, la mise en œuvre de ces mesures a été inégale à travers les États-Unis, en raison de la structure fédéraliste du pays. Les gouverneurs des États et les maires des grandes villes ont eu une latitude considérable pour décider des mesures spécifiques à leur région, ce qui a conduit à un patchwork de politiques et à une réponse parfois incohérente. Des États comme la Californie et New York ont été parmi les premiers à imposer des confinements stricts, tandis que d'autres, notamment dans le Sud et le Midwest, ont tardé à appliquer des restrictions.

La fermeture des entreprises et des écoles a eu des répercussions économiques considérables, entraînant des pertes d'emplois massives et des difficultés financières pour de nombreuses familles. Le chômage a grimpé en flèche, avec des millions de personnes déposant des demandes de prestations. Les petites entreprises ont été particulièrement touchées, avec des fermetures permanentes et des réductions de personnel dans divers secteurs.

La réponse fédérale à la crise a été marquée par des tensions entre le gouvernement central et les autorités locales. Le gouvernement Trump a été critiqué pour sa gestion de la crise, notamment pour des lacunes dans l'approvisionnement en équipements de protection individuelle (EPI) et en tests de dépistage. Les hôpitaux et les systèmes de santé locaux ont été surchargés, manquant parfois de fournitures essentielles comme des ventilateurs et des masques.

Le 27 mars 2020, le Congrès américain a adopté le Coronavirus Aid, Relief, and Economic Security

(CARES) Act, un vaste paquet de mesures de relance économique visant à fournir une aide financière aux entreprises, aux travailleurs et aux systèmes de santé. Ce plan a inclus des paiements directs aux citoyens, des allocations de chômage renforcées et des prêts pour les petites entreprises. Bien que ces mesures aient fourni un soutien crucial, elles ont également été critiquées pour leur mise en œuvre lente et pour les obstacles rencontrés par les personnes cherchant à accéder à l'aide.

De mai 2020 à août 2020, les USA sont devenus l'épicentre de la pandémie, et selon l'OMS, le pays où la pandémie de Covid-19 a le plus rapidement progressé.

Le 11 avril 2020, les États-Unis deviennent le pays au monde le plus endeuillé par la pandémie avec plus de 20 000 morts enregistrés pour plus de 500 000 cas répertoriés, avec donc un taux de létalité de 4%.

En réponse à l'escalade de la crise, une course contre la montre a été lancée pour développer et distribuer des vaccins contre le COVID-19. En mai 2020, l'administration Trump a lancé l'Opération Warp Speed, un partenariat public-privé visant à accélérer le développement, la fabrication et la distribution des vaccins. Cette initiative a fourni un soutien financier et logistique aux entreprises pharmaceutiques pour qu'elles puissent tester, produire et distribuer des vaccins en un temps record.

Les premiers vaccins, développés par Pfizer-BioNTech et Moderna, ont reçu une autorisation d'utilisation d'urgence de la part de la Food and Drug Administration (FDA) en décembre 2020. Le déploiement des vaccins a marqué une étape cruciale dans la réponse à la pandémie, mais il a également été accompagné de défis logistiques importants, notamment en ce qui concerne la distribution, la gestion des chaînes d'approvisionnement et la communication des informations sur la vaccination au public.

La crise du COVID-19 a exacerbé les divisions politiques et sociales aux États-Unis. Les réponses à la pandémie ont souvent été politisées, avec des divergences marquées entre les partis politiques sur les mesures de confinement, les mandats de vaccination, et l'utilisation des masques.

Les débats sur les mesures de santé publique ont souvent été influencés par des considérations politiques, avec des politiques fédérales parfois en contradiction avec celles des États.

Les manifestations contre les restrictions de confinement et les mandats de vaccination ont eu lieu dans tout le pays, avec des groupes de protestataires exprimant leur opposition aux mesures de santé publique et aux politiques de gestion de la crise. Ces divisions ont souvent reflété des lignes de fracture idéologiques et culturelles, compliquant davantage les efforts pour une réponse cohérente et unifiée à la pandémie.

Campagne Electorale US

''Il n'y a pas de hasard... il n'y a que des rendez-vous qu'on ne sait pas lire'' Jérôme Touzain.

La pandémie de la Covvid-19 a coïncidé avec un évènement politique majeur aux USA, à savoir la campagne présidentielle de 2020,

Il est difficilement contestable d'affirmer que la pandémie n'a pas eu d'effet sur la présidentielle américaine, même si Donlad Trump a été sous le feu de la critique durant tout son mandat et même avant, le fer de lance de *l'opposition* fut évidement la gestion de la crise sanitaire qualifiée souvent de catastrophique, voilà une nouvelle occasion de dépeindre Trump comme un inconscient irréaliste, peu instruit et très mauvais gestionnaire. La preuve, par sa faute des millions d'américains sont morts de la Covid-19, en tout cas, c'était la version *mainstream* et celle souvent rabâchée par l'éclairé Joe.

Rappelons que cette élection a opposé le président sortant Donald Trump, candidat républicain, à Joe Biden, ancien vice-président et candidat démocrate.

Le COVID-19 a bouleversé non seulement les stratégies des candidats, mais aussi la manière dont les électeurs ont vécu et abordé le processus électoral. Le contexte pandémique a apporté des défis uniques, qui ont façonné les thèmes de la campagne, les stratégies de communication, et les modes de vote.

Dès le début de l'année 2020, la pandémie de COVID-19 a dominé l'actualité, et ce, de manière inattendue pour la plupart des candidats et stratèges politiques. Les rassemblements de campagne, essentiels pour mobiliser les électeurs et recueillir des fonds, ont été largement annulés ou modifiés. Les événements en personne, tels que les meetings et les débats, ont été remplacés par des forums virtuels et des apparitions à distance. Les mesures de distanciation sociale et les restrictions sur les voyages ont contraint les candidats à adopter de nouvelles méthodes pour atteindre les électeurs.

Pour Donald Trump, la gestion de la pandémie est devenue un élément central de sa campagne. Le président a souvent mis en avant les efforts de son administration pour développer un vaccin rapidement, ce qu'il a présenté comme une réalisation majeure. Cependant, sa gestion initiale de la crise, marquée par des déclarations controversées et des recommandations changeantes, a suscité des critiques. Les accusations de minimisation de la gravité du virus et d'une réponse incohérente ont été des thèmes récurrents dans la campagne de Joe Biden.

Joe Biden a utilisé la pandémie pour critiquer la gestion de Donald Trump et positionner sa propre vision de la crise sanitaire comme une alternative viable. Sa campagne a mis l'accent sur une approche fondée sur les recommandations des experts en santé publique et sur un plan national coordonné pour contenir le virus. Biden a plaidé pour une réponse fédérale plus uniforme, avec une meilleure gestion des équipements de protection et un soutien accru aux gouvernements locaux.

La pandémie a également modifié les priorités de la campagne de Biden. Les thèmes de la justice sociale, de l'économie et de la santé publique sont devenus des points centraux. Biden a souligné les inégalités exacerbées par la pandémie, y compris l'impact disproportionné sur les communautés de couleur et les travailleurs essentiels. Sa campagne a insisté sur la nécessité de reconstruire l'économie américaine de manière plus équitable après la pandémie.

La pandémie a eu un impact significatif sur les modalités de vote. Avec les préoccupations croissantes concernant la sécurité sanitaire, le vote par correspondance et le vote anticipé sont devenus des sujets de débat majeurs. De nombreux États ont élargi leurs options de vote par correspondance pour permettre aux électeurs de voter sans se rendre physiquement aux urnes. Cependant, cette expansion a également conduit à des accusations de fraude électorale, particulièrement de la part des républicains qui ont exprimé des inquiétudes concernant la sécurité du vote par correspondance.

Donald Trump a régulièrement critiqué le vote par correspondance, le qualifiant de source potentielle de fraude. Sa position a exacerbé les tensions autour du processus électoral et a conduit à des contestations juridiques concernant les règles de vote dans plusieurs États clés.

La pandémie a également provoqué des changements dans la logistique des bureaux de vote. De nombreux endroits ont dû mettre en place des mesures de sécurité supplémentaires, telles que le port de masques, les séparateurs en plexiglas, et des procédures de nettoyage renforcées pour protéger les électeurs et les travailleurs des bureaux de vote.

Les débats présidentiels ont également été affectés par la pandémie. Le premier débat, prévu pour fin septembre 2020, a été marqué par des préoccupations sur la sécurité sanitaire. Finalement, les débats ont eu lieu avec des protocoles stricts, incluant des tests réguliers pour les participants. Le format des débats a été modifié pour limiter les interactions physiques, et les débats ont été largement diffusés en ligne, permettant aux électeurs de suivre les discussions à distance.

Les débats ont été des moments cruciaux pour les candidats pour présenter leurs visions respectives de la gestion de la pandémie. Biden a critiqué Trump pour sa gestion de la crise sanitaire, tandis que Trump a cherché à défendre ses actions en mettant en avant les avancées dans le développement des vaccins et le soutien aux entreprises.

La pandémie a eu un impact notable sur les résultats de l'élection de 2020. La participation électorale a atteint des niveaux record, en partie en raison de l'augmentation du vote par correspondance et du vote anticipé. Les électeurs ont montré un intérêt croissant pour les questions de santé publique et de gestion de la crise, ce qui a contribué à une mobilisation élevée.

Joe Biden a remporté l'élection et a réussi à décrocher des États clés comme la Pennsylvanie, le Michigan et le Wisconsin. Sa victoire a été largement interprétée comme un rejet de la gestion de la pandémie par Donald Trump et un appel à un changement de direction en matière de politique de santé publique et de gestion de crise.

L'une des plus grandes polémiques de l'élection de 2020 a été les accusations de fraude électorale. Après les résultats des élections, Donald Trump et ses partisans ont allégué que le vote par correspondance, utilisé de manière accrue en raison de la pandémie, était sujet à une fraude systémique. Trump a affirmé sans preuves substantielles que les élections avaient été volées et que les résultats étaient le produit de vastes manipulations électorales. Ces accusations ont conduit à de nombreux recours en justice, audits et enquêtes dans plusieurs États. Le vote par correspondance est devenu un point central de la controverse. En raison de la pandémie, de nombreux États ont élargi les options de vote par correspondance pour permettre aux électeurs de voter en toute sécurité sans se rendre aux urnes. Cependant, cette expansion a été critiquée par les républicains, notamment Donald Trump, qui a affirmé que cela augmentait les risques de fraude.

Les débats sur le vote par correspondance ont conduit à des batailles juridiques et politiques sur la légalité et la gestion de ces votes. Des restrictions et des modifications ont été imposées dans certains États, ce qui a créé des confusions et des inquiétudes parmi les électeurs.

Les résultats de l'élection ont été déclarés dans plusieurs États clés après plusieurs jours de comptage, en grande partie à cause de l'augmentation du vote par correspondance. Cette situation a alimenté les accusations de manipulation et a conduit à des contestations des résultats dans plusieurs États. Les procédures de certification des résultats ont été retardées par des recours juridiques et des demandes de recomptage.

Les déclarations du président Trump et de ses alliés ont mis en doute la validité des résultats et ont encouragé les contestations.

Le 6 janvier 2021, un groupe de partisans de Donald Trump a envahi le Capitole des États-Unis lors d'une session conjointe du Congrès destinée à certifier les résultats de l'élection. Cet assaut a été le point culminant des tensions entourant les résultats de l'élection et a entraîné des violences, des destructions et des décès.

Cet événement a été largement condamné par les dirigeants politiques des deux partis et a conduit à des enquêtes et à des poursuites judiciaires contre les participants. L'assaut du Capitole a exacerbé les divisions politiques aux États-Unis et a mis en lumière la polarisation croissante au sein du pays.

La maladie Covid-19

D'abord identifiée comme une pneumonie virale, la COVID-19, ou maladie à coronavirus 2019, est une infection virale nouvelle causée par le SARS-CoV-2, un virus appartenant à la famille des coronavirus zoonotiques, c'est-à-dire transmis des animaux aux humains. Cette maladie se manifeste généralement par des symptômes tels que fièvre, toux, fatigue et difficultés respiratoires.

Même si dans la plupart des cas, la maladie ne provoque que des symptômes légers, voire même pas de symptômes du tout, dans les formes sévères, les patients peuvent développer un syndrome de détresse respiratoire aiguë, une condition critique qui peut mettre leur vie en péril, en particulier pour les personnes âgées ou celles souffrant de maladies préexistantes.

En outre, une autre complication grave peut survenir : le choc cytokinique, également connu sous le nom de tempête de cytokines, qui résulte d'une réaction excessive et désordonnée du système immunitaire inné. Cette réponse immunitaire exagérée peut entraîner des dégâts importants aux tissus et organes, aggravant considérablement l'état du patient. La gestion des cas de COVID-19 nécessite donc une vigilance accrue pour identifier et traiter ces complications potentiellement mortelles, en particulier chez les individus les plus vulnérables.

Dans la plupart des cas, la maladie guérit spontanément au bout de quelques jours, voire de quelques semaines pour les formes plus sévères. Les formes graves quant à elles nécessitent souvent une hospitalisation en réanimation qui peut s'étaler sur plusieurs semaines et nécessite ensuite des mois de convalescence, avec pour certains patients des séquelles allant de la perte d'odorat au besoin de rééducation fonctionnelle.

Cette maladie est donc une zoonose, c'est à dire une maladie provoque par un virus qui habituellement n'infecte pas l'humain mais plutôt les animaux, les zoonoses ont tendance à se déclarer dans les milieux à forte interactions avec des animaux, comme dans les élevages ou les marchés d'animaux. Cependant, pour passer de l'animal à l'humain puis de l'humain à l'humain plusieurs mutations ou évolutions génétiques sont nécessaires. Processus qui peut avoir lieu de manière tout à fait naturelle ou qui peut également faire l'objet de génie génétique, ou des experts vont manipuler les gènes du virus afin d'en modifier le *comportement*.

Le virus responsable de la covid-19 a été très tôt identifié comme étant un coronavirus, les coronavirus vivent principalement chez les chauves-souris et les oiseaux, en tant que vertébrés volants à sang chaud, représentent des hôtes idéaux pour les ce type de virus, favorisant ainsi leur évolution et leur propagation.

En général, ces coronavirus sont spécifiques à un groupe animal particulier, comme les mammifères ou les oiseaux, selon leur espèce. Cependant, il est possible que ces virus changent d'hôte à la suite de mutations. La transmission entre humains se fait principalement par des contacts étroits, via des aérosols respiratoires émis lors d'éternuements, de toux ou de parole.

Les chauves-souris, en particulier, sont connues pour abriter plus de 500 types différents de coronavirus, tandis qu'on estime qu'il existe plus de 5 000 variétés de ces virus au total. Cette diversité et cette capacité de mutation expliquent en partie pourquoi les coronavirus peuvent passer d'un hôte à un autre et potentiellement causer des infections chez différentes espèces, y compris chez l'homme.

Le SARS COV 2 un peu de biologie

Le SARS COV 2 est le virus responsable de la pandémie de la Covid-19 le virus est un coronavirus émergent qui a bouleversé le monde depuis son apparition fin 2019.

Ce virus appartient à la famille des coronavirus, une famille de virus qui inclut également les agents pathogènes responsables du SRAS (Syndrome Respiratoire Aigu Sévère) et du MERS (Syndrome

Respiratoire du Moyen-Orient). SARS-CoV-2 a été identifié pour la première fois à Wuhan, en Chine, en décembre 2019, et a rapidement évolué en une pandémie mondiale, touchant pratiquement tous les pays et entraînant des bouleversements économiques, sociaux et sanitaires sans précédent.

Le SARS-CoV-2 est un virus à ARN, ce qui signifie que son matériel génétique est constitué d'acide ribonucléique plutôt que d'ADN.

Pour contextualiser, l'ADN (acide désoxyribonucléique) stocke l'information génétique dans les cellules, avec une structure en double hélice, alors que l'ARN (acide ribonucléique) est généralement une simple hélice et joue divers rôles, notamment la **traduction de l'information génétique en protéines**.

La structure du virus est entourée d'une enveloppe lipidique et de protéines en forme de couronne, d'où son nom. Les protéines en forme de spicules, ou protéines S (spike), sont essentielles pour la capacité du virus à se lier aux cellules hôtes. Elles se fixent au fameux récepteur ACE2 (Enzyme de Conversion de l'Angiotensine 2) sur les cellules humaines, permettant ainsi l'entrée du virus dans les cellules respiratoires. En effet, on trouve les récepteurs ACE 2 en particulier dans les poumons, le cœur, les reins et l'intestin. Il joue un rôle crucial dans le système rénine-angiotensine, régulant la pression sanguine et l'équilibre hydrique.

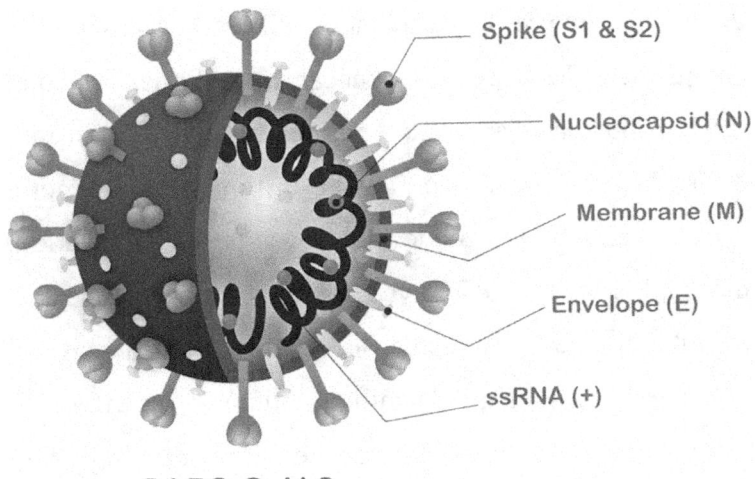

Illustration du virus responsable de la Covid-19

Le SARS-CoV-2 se transmet principalement par les gouttelettes respiratoires émises lorsqu'une personne infectée tousse, éternue ou parle. Il peut également se propager par contact avec des surfaces contaminées, bien que ce mode de transmission soit moins bien documenté. La propagation par aérosols, où des particules virales en suspension dans l'air peuvent infecter des personnes se trouvant à une certaine distance, a également été observée, notamment dans des environnements fermés et mal ventilés.

Pour comprendre la vaccination, il est nécessaire de comprendre les bases du mécanisme d'une infection virale. Tout virus avant de nous rendre malade doit tout d'abord nous infecter et passer à l'intérieur de notre organisme, par un mode de transmission, inhalation, piqûre, blessure, contact avec la muqueuse...etc. Une fois à l'intérieur de l'organisme, le virus reste inoffensif s'il n'arrive pas à pénétrer le milieu cellulaire, en effet, s'il reste dans la circulation il sera vite détruit par un certain type de cellules immunitaires appelées macrophages.

Les virus disposent à leurs surfaces de protéines spécifiques, ces protéines permettent à l'élément pathogène de se connecter aux récepteur cellulaire pour pouvoir entre à l'intérieur de la cellule concernée. Quand la protéine du virus n'est adaptée à aucun récepteur cellulaire, le virus est inoffensif pour l'homme comme c'est le cas de milliers de virus, un virus n'est dangereux que pour l'organisme compatible avec ses protéines. Cela reste vrai jusqu'à ce que le virus en question mute et arrive à mettre au point une protéine compatible, là le virus ce sera adapté à son nouveau milieu et colonisera donc un nouvel hôte.

Les protéines de surface représentent donc, représentent une clé d'entrée à la cellule, si tant est que celle-ci dispose de la serrure appropriée, grâce à ce mécanisme le virus pénètre la cellule (endocytose) et y libère son ADN ou son ARN. L'ADN ou l'ARN d'un virus constitue le code génétique contenant l'information nécessaire à sa réplication. Le matériel génétique viral prend le contrôle de la cellule hôte et l'oblige à répliquer le virus. Il existe donc des virus à ARN comme les coronavirus et les virus à ADN comme le VIH.

Une fois dans la cellule le virus va la transformer en une véritable photocopieuse, la cellule se mettra donc à produire le virus en quantité. Le premier effet pathogène du virus est donc le fait de détourner la fonction d'une cellule, au lieu d'accomplir son rôle organique la cellule infectée ne fera que répliquer le virus.

La cellule infectée présente à sa surface les protéines virales et sera donc reconnue par le système immunitaire comme non soit.

L'organisme met en place un mécanisme de défense complexe et efficace, qui se scinde en une cascade d'évènements, parmi lesquels la sécrétion de messagers chimiques, qui servent à appeler du renfort, ces messagers chimiques s'appellent les Cytokines. Ce processus est connu sous le nom de réponse inflammatoire, les cytokines provoquent la vasodilatation, c'est-à-dire l'augmentation du diamètre des vaisseaux sanguins et augmentent leur perméabilité, afin de faciliter le passage des leucocytes.

Les différents symptômes que nous pouvons ressentir lorsque nous sommes malades sont le résultat de notre réponse immunitaire, en effet, fièvre, courbature, congestion nasale, toux, diarrhée, vomissements et autres sont les signes que notre corps se défend. La prescription médicale dans le cas d'une virose (infection virale) consiste à traiter les symptômes provoqués par la maladie et à accompagner l'organisme dans sa lutte. En réanimation, dans le cas de la Covid-19, les médecins vont pallier aux symptômes provoqués par la réponse immunitaire massive, en attendant que le corps finisse par se débarrasser de l'agresseur.

La réponse immunitaire se conclut par la formation d'anticorps spécifiques au virus, à ce stade le salut est proche, car les anticorps vont se lier à la protéine virale, celle qui lui permet de pénétrer dans la cellule, inhibant ainsi le virus. Ce dernier ne pouvant plus envahir de cellule ni se répliquer sera détruit par d'autres cellules immunitaires, en quelques jours l'organisme est guérit et le patient convalescent récupère doucement de cette bataille, parfois les dégâts de la bataille nécessitent un accompagnement.

En somme, la finalité de la réponse immunitaire à une première infection virale est la fabrication d'anticorps spécifiques. En cas de réinfection future l'organisme disposera déjà d'anticorps ou sera prêt à en produire très rapidement pour inhiber le virus dès son apparition évitant ainsi au patient de retomber malade. Le rôle du vaccin est de permettre au système immunitaire de fabriquer des anticorps sans pour autant provoquer de réponse inflammatoire aiguë ou un orage de cytokines potentiellement destructeur pour l'organisme.

Le SARS COV 2 présente une affinité particulière pour les pneumocytes de type II, cellules pulmonaires qui constituent les alvéoles pulmonaires. Les alvéoles sont de petits sacs gonflables, lieu de l'échange gazeux (élimination du CO_2 et absorption de l'O_2). En effet, les pneumocytes de type II sont riches en récepteurs ACE 2, ce qui en fait une cible de choix pour le virus.

Les pneumocytes de type II produisent le surfactant, un liquide qui maintient la forme de l'alvéole et lui permet de se gonfler correctement lors des phases d'inspiration, sans surfactant les alvéoles ne pourraient se gonfler, ceci est appelé atélectasie.

L'entrée du virus dans les pneumocytes de type II va déclencher une réaction inflammatoire. Les pneumocytes vont envoyer des signaux qui vont activer les macrophages. Ces macrophages vont libérer des cytokines qui vont attirer d'autres globules blancs sur le site de l'infection et vont dilater les vaisseaux sanguins pour faciliter leur passage. Ceci s'accompagne d'une entrée de liquide plasmatique du sang (composant liquide du sang) vers les alvéoles. L'œdème pulmonaire formé par cette fuite de liquide va diluer le surfactant et fragiliser davantage les alvéoles, c'est la pneumonie qui hélas peut mener au décès du patient infecté.

La vaccination

La vaccination conventionnelle est un outil fondamental de la santé publique, ayant permis de réduire et d'éliminer de nombreuses maladies infectieuses. Cette approche préventive repose sur l'administration de vaccins pour induire une réponse immunitaire et conférer une protection contre des pathogènes spécifiques. Il est incontestable que la vaccination a joué un rôle crucial dans l'amélioration de la santé mondiale et la lutte contre les maladies infectieuses.

L'histoire de la vaccination commence au début du XVIIIe siècle, avec les travaux de l'Anglais Edward Jenner. En 1796, Jenner découvre que l'inoculation avec du pus de vaches infectées par la variole de la vache (cowpox) confère une protection contre la variole humaine. Cette observation est basée sur le fait que les personnes ayant travaillé avec des vaches ne semblaient pas contracter la variole humaine. Jenner réalise que cette ''vaccine'' (terme dérivé du latin "vacca", signifiant vache) pourrait être utilisée pour immuniser les individus contre la variole.

Il conduit une expérience sur un jeune garçon, James Phipps, en lui inoculant du pus de vaches infectées, puis expose le garçon à la variole. Le garçon reste sain, ce qui démontre l'efficacité de la méthode. Cette découverte marque la naissance de la vaccination moderne.

Le succès de Jenner ouvre la voie à des avancées supplémentaires dans la vaccination. Au cours du XIXe siècle, la vaccination contre la variole se répand et devient une pratique courante en Europe et aux États-Unis. Louis Pasteur, un scientifique français, joue un rôle clé dans le développement des principes modernes de vaccination. Dans les années 1880, Pasteur développe les premiers vaccins contre la rage et le choléra aviaire, utilisant des souches atténuées des pathogènes pour induire une réponse immunitaire sans provoquer la maladie.

À la fin du XIXe siècle et au début du XXe siècle, des vaccins contre d'autres maladies infectieuses sont développés. Le vaccin contre la diphtérie, créé par Emil von Behring, et le vaccin contre la tuberculose, développé par Albert Calmette et Camille Guérin, sont deux exemples importants de cette période. Ces avancées conduisent à une réduction significative de la mortalité due à ces maladies.

Le XXe siècle est marqué par d'importantes innovations dans les vaccins et la santé publique. Le développement du vaccin contre la poliomyélite par Jonas Salk et Albert Sabin dans les années 1950 et 1960 représente un tournant majeur. Le vaccin de Salk, un vaccin inactivé, et le vaccin de Sabin, un vaccin oral à virus atténué, ont conduit à une réduction spectaculaire des cas de polio dans le monde entier, avec des campagnes de vaccination massive qui ont pratiquement éradiqué la maladie dans de nombreuses régions.

À partir des années 1970 et 1980, les campagnes de vaccination mondiale se concentrent sur l'éradication de la variole, ce qui est finalement réalisé en 1980. Cette réussite historique démontre le potentiel des vaccins pour éliminer complètement une maladie infectieuse. Parallèlement, des vaccins contre de nouvelles maladies comme l'hépatite B, la rougeole, les oreillons, la rubéole (vaccin ROR), et plus tard, le papillomavirus humain (HPV) sont développés et deviennent des outils essentiels pour la prévention des maladies.

Les années 2000 voient l'émergence des vaccins contre les infections respiratoires comme la grippe et le pneumocoque, ainsi que des vaccins combinés qui offrent une protection contre plusieurs maladies avec une seule injection

Les vaccins sont conçus pour imiter une infection naturelle sans provoquer la maladie elle-même. Ils contiennent des antigènes, qui sont des parties du pathogène (comme des protéines ou des fragments de virus/bactéries) qui déclenchent une réponse immunitaire.

Un vaccin conventionnel est élaboré à partir de plusieurs techniques :

Vaccins inactivés ou tués : Ces vaccins contiennent des pathogènes qui ont été tués ou inactivés par des traitements chimiques ou thermiques. Ils ne peuvent pas causer la maladie mais peuvent stimuler une réponse immunitaire. Le vaccin contre la polio (VIP) en est un exemple.

Vaccins vivants atténués : Ils utilisent des versions affaiblies du pathogène qui ne provoquent pas la maladie mais induisent une réponse immunitaire robuste. A titre d'exemple le vaccin contre la rougeole, les oreillons et la rubéole (ROR).

Vaccins sous-unitaires : Ces vaccins contiennent des fragments spécifiques du pathogène, généralement des protéines, qui sont suffisants pour déclencher une réponse immunitaire. Le vaccin contre l'hépatite B est conçu sur cette approche.

L'humanité dispose de plusieurs décennies de recul sur ces différents vaccins ainsi que sur les différentes techniques utilisées pour leur mise au point. Par recul il est entendu une évaluation critique, objective et documenté sur certains paramètres vaccinaux, notamment, l'efficacité et l'innocuité. Il est impossible d'évaluer précisément et avec fiabilité ces paramètres autre qu'à distance temporelle et sur un ensemble très grand de ''sujets''.

L'efficacité vaccinale est la capacité du vaccin à réduire l'occurrence d'une maladie au sein d'une population vaccinée en comparaison à une population non vaccinée, dans les mêmes conditions d'exposition à la maladie. En effet, ce dernier point est crucial dans la mesure où si je suis contaminé et que je tousse devant une personne vaccinée je ne l'expose pas au même risque de contamination qu'une personne non vaccinée qui, disons, partage la même bouteille d'eau que moi. Ce paramètre peut biaiser les résultats d'une évaluation, et augmenter de manière apparente l'efficacité d'un vaccin.

L'innocuité d'un vaccin est le fait que ce dernier ne présente pas d'effets non souhaités dont les conséquences soient autant voire plus néfastes que les effets du virus pour lequel le vaccin est administré. A ce niveau, il est nécessaire d'évaluer les effets immédiats, tels que des éruptions ou autres signes allergiques qui se manifestent assez rapidement. Des effets à moyens termes, qui peuvent par exemple se manifester par la formation de caillot de sang ou de thrombose, des effets dangereux, dont le mécanisme nécessite plus que 10 minutes d'observation. Finalement des effets à plus long terme tels que des maladies cardiaques, musculaires ou neurologiques dont le mécanisme peut prendre plusieurs mois voire plusieurs années, le vaccin peut en être la cause directe ou un co facteur déterminant, cela nécessite des années de suivies et d'enquêtes afin de le savoir.

Le risque d'effets secondaires est étroitement lié à la méthode utilisée, en effet, cela dépend des différents adjuvants exploités pour la mise en œuvre du vaccin ou de la nature de la technique, en particulier lorsque la technique est relativement nouvelle et peu testée comme l'inoculation de matériel génétique.

Vaccin à ARN messager

Les vaccins à ARN messager représentent une approche pour le moins innovante afin d'entraîner le système immunitaire à reconnaître et combattre des agents pathogènes spécifiques, tels que les virus. Contrairement aux vaccins traditionnels, qui utilisent des virus atténués ou inactivés, ou des protéines virales purifiées, les vaccins à ARN messager utilisent une molécule d'ARN pour instruire les cellules du corps à produire une protéine antigénique spécifique.

L'ARN messager est une molécule présente naturellement dans les cellules, qui sert de modèle pour la synthèse de protéines. Dans le cadre des vaccins à ARN messager, une séquence d'ARN est codée pour une protéine virale spécifique, comme la protéine spike du virus SARS-CoV-2.

Une fois injecté dans l'organisme, l'ARN messager pénètre dans les cellules et les commande à produire la protéine virale. Cette protéine est ensuite reconnue par le système immunitaire comme étrangère, entraînant une réponse immunitaire qui prépare le corps à défendre contre une infection réelle.

En somme, la technique nécessite la connaissance du séquençage génétique du virus, ensuite identifier les gènes qui codent la protéine de surface qui permet au virus d'envahir sa cellule cible, afin de synthétiser la séquence génétique en question, puis d'en synthétiser l'ARN messager. L'ARN messager construit ainsi permettra à l'organisme hôte du vaccin, de produire une protéine nouvelle, codée par l'ARN administré, comme la protéine est nouvelle dans l'organisme car créé à partir d'un ARN exogène, cela induira une réponse immunitaire immédiate, en vrai, pour être plus précis, une réponse auto-immunitaire car la protéine en question est maintenant fabriquée par l'organisme hôte. La réponse immunitaire débouche sur la fabrication d'anticorps immunisants.

Cependant, demeure une question, qu'en est-il de l'ARN messager inoculé par le vaccin ? Pas de panique, selon les vendeurs de ce type de vaccin l'ARN messager est détruit au bout de quelques heures et ne quitte pas l'endroit de l'injection. Mais que dit la science ?

Que devient l'ARN messager injecté ?

Nos cellules sont nos composantes biologiques fondamentales, elles sont constituées d'une membrane plasmique contenant un cytoplasme, lequel est formé d'une solution aqueuse dans laquelle se trouvent de nombreuses biomolécules telles que des protéines et des acides nucléiques, et un noyau. Le noyau cellulaire contient notre patrimoine génétique, tout notre ADN, ce dernier s'exprime dans un processus très élaboré, qui aboutit à la formation de protéine sur la base de l'information génétique, les protéines sont les molécules effectrices de l'organisme vivant. Cependant, la fabrication des protéines n'est pas directement réalisée à partir de l'ADN mais à partir de l'ARN, plus précisément de l'ARN Messager ou ARNm. Cet ARNm est une copie transitoire de la partie de l'ADN contenant les instructions d'assemblage d'une protéine, c'est-à-dire son gène. En effet, à un gène donné correspond en général une protéine. La présence des ARNm en tant que molécules intermédiaires permet aussi de réguler l'expression des gènes. Les besoins cellulaires pour une protéine donnée peuvent varier en fonction des conditions environnementales, du type cellulaire, du stade de développement, de l'âge de la cellule.

L'ARNm est donc une copie d'une région de l'ADN correspondant à un ou quelques gènes codant des protéines. L'opération de copie, appelée transcription, se déroule dans le noyau de la cellule. La fabrication de l'ARNm passe d'abord par la fabrication d'un ARN pré messager qui est maturé, c'est-à-dire que des points de début et de fin sont ajoutés à la séquence pour permettre le processus de copie (introns), suivra ensuite une phase finale dite d'épissage qui consiste à couper et à ligaturer certaines régions de l'ARN pré messager. Finalement, l'ARNm ainsi fabriqué dans le noyau cellulaire est ensuite acheminé dans le cytoplasme (liquide cellulaire dans lequel baigne le noyau), dans le cytoplasme se trouve les ribosomes.

Les ribosomes sont des complexes formés d'ARN, leur tâche consiste à imprimer l'ARNm, le retranscrire en protéines. C'est ainsi que les protéines qui nous constituent et qui font ce que nous sommes, sont fabriquées.

L'ARNm est ensuite dégradée, en effet, la dégradation des ARN messagers est effectuée par un complexe protéique appelé exosome, présent dans toutes les cellules. C'est ainsi que l'ARNm termine son parcours après avoir servi à retranscrire notre matérielle génétique en protéines.

Qu'en est-il maintenant de l'ARNm vaccinal ? Et bien selon les promoteurs du vaccin, il subira le même destin que nos propres ARNm, en effet, une fois assimilé par la cellule et à l'intérieur du cytoplasme ce dernier se verra très vite dégradé par le complexe exosome. Cependant, pour induire une réponse immunitaire satisfaisante, l'ARNm vaccinal doit résister pendant quelques jours le temps de produire suffisamment de protéines S afin d'induire la réponse attendue. Une étude publiée dans RNA Biology en 2012, montre que l'ARNm permet de produire un pic de protéines jusqu'à 2 jours après l'injection avant de disparaître presque totalement au bout de 9 jours. La même étude affirme également que le mécanisme qui permet à l'ARNm de rentrer dans le cytoplasme n'est pas encore bien connu. L'étude a porté sur la technologie d'ARNm de CureVac, une entreprise allemande qui développe des thérapies utilisant l'ARN messager.

Afin d'augmenter l'efficacité des vaccins anti Covid développés par Pfizer-BioNTech et Moderna, l'ARNm a été encapsulé avec des nanoparticules lipidiques afin de produire suffisamment de protéines S spike avant l'hydrolyse de l'ARNm. Une étude parut dans Cell en Septembre 2020, montre l'efficacité de la plateforme vaccinale ARNm-encapsulée avec des nanoparticules lipidiques *ARNm-LNP*. Les résultats sont évidemment obtenus sur le singe et la souris, mais finalement ne sommes-nous pas à quelques gènes près du règne animal ?

La même étude affirme également qu'à la date de sa publication, très peu d'études concernant la sécurité et la stabilité des vaccins *ARNm-LNP* ont été rapportées.

Une chose est sûre est que l'ARNm arrive bien dans le cytoplasme est transcrit en protéines, puis se dégrade nettement en quelques jours. Cette technologie permet bien de développer un vaccin immunisant vis-à-vis du SARS COV 2, cependant, est ce que l'ARNm est complètement détruit, se délocalise-t-il vers d'autres cellules que celles du lieu d'injection, peut-il pénétrer le noyau cellulaire ? Aucune étude ne peut aujourd'hui l'affirmer, ni définitivement le réfuter, car les scientifiques supposent un comportement attendu, normal, mais l'expérience a montré qu'à plus d'un titre, nous apprenons à posteriori et jamais a priori.

Efficacité du vaccin

''The game changer'', c'est ainsi que Trump qualifiait le vaccin anti Covid, beaucoup de dirigeants européens lui emboîtent le pas (pourrait-il en être autrement). Le garant d'un retour à la normale était donc le fameux vaccin. Qu'en est-il donc de son efficacité ? Le 31 Décembre 2021 une étude publiée dans The New England Journal of

Medicine, évalue l'efficacité et la sécurité du vaccin développé par Pfizer-BioNTech, le BNT162b2 mRNA.

L'étude en question à fait appel à 43448 participants, la 21 720 sujets ont reçu 02 doses du vaccin a intervalle de 21 jours, 21 728 participants ont reçu quant à eux un placebo. Dans l'ensemble 170 participants ont contracté le Covid-19, les premiers cas ont été détectés 28 jours après le début de l'expérience, soit une semaine après la seconde dose pour les personnes vaccinées.

Sur les 170 cas de covid-19, 8 étaient des personnes vaccinées et 162, étaient des participants ayant reçu des doses de placebo (personnes non vaccinées).

Donc 0,04% des participants vaccinés ont contracté le virus, tandis que 0,75% des participants non vaccinés ont eu le covid-19, soit 95% de personnes en moins ayant contracté le virus au sein de la population vaccinée. C'est ainsi qu'une efficacité de 95% a été revendiquée et reprise depuis en cascade par nos médecins politologues et aussi nos médecins des télés. La conclusion tirée dans l'essai présenté est parfaitement viable, cependant il est possible de mettre en perspective cette magnifique performance. En effet, sur un total de 43448 participants seuls 170 ont contracté le virus, soit 0,4% (pas énorme).

Sur les 170 cas de Covid-19, 10 ont fait une forme sévère, 9 faisaient partie de la population non vaccinée alors que 1 seul faisait partie des participants ayant reçus 02 doses de vaccin. Nous pouvons aussi dire que 12,5% des personnes vaccinées ayant contracté le Covid-19 ont fait une forme grave contre seulement 5,6% dans la population non vaccinée. Des interprétations qui peuvent nuancer les 95% d'efficacité du virus, le but ici n'est pas de faire la promotion ou la critique des résultats de l'étude mais plutôt d'expliquer les faits, au lecteur d'interpréter comme il le souhaite, en essayant de faire preuve de bon sens.

Au 09 Mars 2023, en France on comptait 161521 décès dû au Covid-19, pour 38625388 cas confirmés, soit 0,42% de létalité, taux qui était de l'ordre de 3%, avant la vaccination. Cependant, l'argument du confinement reste opposable, en effet, nous pouvons affirmer que les 3% de létalité c'est avec un confinement stricte, mais beaucoup de pays tels que la Corée, la Suède, les Pays-Bas ou l'Allemagne n'ont pas opté pour la stratégie du confinement et ont eu des taux de létalité similaires voire inférieur à celui de France.

A la question est ce que le vaccin protège contre le Covid-19, vraisemblablement oui, protège-t-il des formes sévères ? Certains partisans vous diront que puisque le vaccin protège des contaminations, il protège des formes graves. D'autres vous diront que les résultats sur l'efficacité du vaccin montrent le contraire.

La question est plutôt, est ce que le gain vaccinal est si spectaculaire que cela, mérite-il de faire de l'humanité un laboratoire géant ou les souris et les singes sont remplacés par les humains ? Ce n'est certainement pas un banquier qui nous donnera la réponse.

Nouvelles études sur les vaccins à base ARNm

La communauté scientifique montre un intérêt croissant vis à vis des études portant sur les effets potentiellement délétères de la vaccination à base d'ARN, d'une pour l'intérêt de santé publique manifeste mais également pour l'espoir que cette technique représente non seulement pour combattre les infections virale mais aussi comme source thérapeutique pour la lutte contre cancer, à la base cette technique a été mise au point dans le but de développer des traitement anticancéreux.

Parmi les études publiées, une citée par le Pr Raoult lors d'un passage à la télévision, qui n'a pas manqué encore une fois de défrayer la chronique. L'étude en question a été publiée dans la revue scientifique Nature en date du 06 décembre 2023.

Nature, le 06 décembre 2023

L'article intitulé ''N1-methylpseudouridylation of mRNA Causes +1 Ribosomal Frameshifting'', publié dans le magazine Nature le 6 décembre 2023, au nom un peu barbare je le concède, étudie l'impact d'une modification spécifique de l'ARNm sur le changement de cadre ribosomal. En d'autres termes l'article étudie comment l'ARNm vaccinal est retranscrit en protéines grâce au ribosome. La recherche se concentre sur la N1-

méthylpseudouridylation (m1Ψ), une modification chimique de l'ARNm.

L'étude révèle que m1Ψ induit un décalage de cadre ribosomal, un phénomène dans lequel le ribosome se déplace une position nucléotidique vers l'avant pendant la traduction, conduisant à la production de produits protéiques alternatifs.

Les auteurs démontrent que m1Ψ modifie la stabilité et la structure de l'ARNm, ce qui à son tour affecte la capacité du ribosome à lire la séquence d'ARNm avec précision. Cette modification altère le cadre de lecture du ribosome, provoquant son déplacement et modifiant ainsi le processus de traduction. C'est à dire que pendant la phase de retranscription, d'autres protéines que la protéine S sont fabriquées. Rappelons que le but du vaccin est la fabrication de la protéine S par l'organisme

Le changement de cadre induit par m1Ψ pourrait avoir des implications significatives sur l'expression des gènes et la diversité des protéines. Cela suggère que cette modification de l'ARNm joue un rôle dans la régulation de la synthèse des protéines en modifiant la dynamique de la traduction.

Les chercheurs ont utilisé diverses techniques biochimiques et biophysiques, notamment le profilage des ribosomes et les tests de traduction in vitro, pour analyser les effets de m1Ψ sur le changement de cadre ribosomal.

Comprendre comment m1Ψ influence la traduction pourrait permettre de mieux comprendre le rôle de la modification de l'ARNm dans les processus cellulaires et les mécanismes pathologiques. Cela peut également éclairer la conception de thérapies et de vaccins basés sur l'ARNm en mettant en évidence l'impact des modifications de l'ARNm sur la production de protéines.

L'article fournit de nouvelles informations sur les mécanismes de régulation de la traduction de l'ARNm et souligne l'importance des modifications post-transcriptionnelles dans l'expression des gènes.

APMIS, 12 Janvier 2023

Une étude publiée en 2023 dans le *Journal of Pathology, Microbiology and Immunology* a révélé la présence de séquences d'ARN messager (ARNm) vaccinal dans le sang de 10 patients jusqu'à 28 jours après leur vaccination contre le COVID-19. Selon les informations fournies par les études préalables qui ont soutenu l'utilisation des vaccins à ARNm, ce matériel génétique devrait être détruit rapidement après l'administration du vaccin. En théorie, l'ARNm reste confiné aux cellules du site d'injection et ne circule pas dans le sang.

Cependant, les résultats de cette étude danoise semblent contredire cette hypothèse. L'étude a montré que l'ARNm ne disparaît pas aussi rapidement qu'on le pensait et peut persister dans la circulation sanguine pendant une période prolongée. Cette présence prolongée d'ARNm dans le sang pourrait potentiellement permettre à ces séquences de pénétrer diverses cellules de l'organisme, y compris celles des organes de reproduction.

Ces résultats suggèrent que l'ARNm vaccinal pourrait avoir une durée de présence dans le sang plus longue que prévu, et ce phénomène pourrait avoir des implications pour notre compréhension des mécanismes de persistance du vaccin dans le corps. Il est crucial de poursuivre les recherches pour évaluer les implications potentielles de cette persistance sur la sécurité et l'efficacité des vaccins à ARNm. Ce nouvel éclairage sur la circulation de l'ARNm dans le sang après la vaccination pourrait influencer les futures recommandations sur les vaccins et la surveillance post-vaccinale.

Certains modérateurs affirmeront bien sûr qu'il s'agit-là d'un nombre restreint de patients, en effet, les résultats indiqués portent sur 10 patients sur un ensemble de 108, soit 9,3%. Cependant, les résultats ayant amené à l'exploitation du vaccin de Pfizer-BioNTech reposent sur un ensemble de 170 personnes, représentant 0,4% de l'échantillon considéré. Si 0,4% suffisent à conclure à l'efficacité d'un produit afin de l'administrer à la planète,

9,3% suffisent également à prendre cette étude au sérieux.

JAMA, 26 Aout 2024

Un article parut très récemment dans *Journal of the American Medical Association,* étudie le risque de maladie cardiaque notamment de myocardite chez les personnes ayant reçu une vaccination ARNm. Une myocardite est littéralement une inflammation du cœur. En effet, la myocardite est une inflammation du muscle cardiaque (myocarde) souvent causée par des infections virales, des réactions auto-immunes, ou des toxines. Elle peut se manifester par des symptômes tels que douleur thoracique, essoufflement, fatigue et palpitations. Dans les cas graves, elle peut entraîner une insuffisance cardiaque ou des arythmies. Le traitement dépend de la cause sous-jacente et peut inclure des médicaments anti-inflammatoires, des médicaments pour soutenir la fonction cardiaque, et dans certains cas, des soins intensifs.

Dans cette étude, une cohorte incluant 4635 patients hospitalisés pour myocardite en France durant les 1,5 premières années après la vaccination contre la COVID-19, les 558 individus ayant développé une myocardite post-vaccin avaient des événements cardiovasculaires moins sévères que ceux ayant une myocardite d'autres origines après 18 mois de suivi. Cependant, les patients affectés, principalement des jeunes hommes en bonne santé, pourraient nécessiter une prise en charge médicale pendant plusieurs mois après leur sortie de l'hôpital. Selon l'étude, plus de 12% des hospitalisations pour myocardite sont dus au vaccin à ARNm.

Depuis le début de la campagne vaccinal il a été admis que le vaccin pouvait dans certains cas provoquer des pathologies cardiaques, mais que cela était rare, cette étude confirme le risque, et infirme le postulat de la rareté. En plus du risque de développer une maladie cardiaque, une question légitime émerge, comment se fait-il qu'un vaccin injecté dans le muscle du bras puisse provoquer des effets sur le cœur, alors que les *incitateurs vaccinaux*, affirmaient que le produit injecté, restait dans les cellules musculaires du lieu de l'injection ? A moins d'espèce de télépathie, force est d'admettre que des composants du vaccin se déplacent librement dans l'organisme.

Une étude publie dans *Pediatric Infectious Diseas* en Avril 2024 reporte que le risque relatif d'anomalie ORL chez les nourrissons vaccinés était 1,47 fois plus élevé que chez les nourrissons non vaccinés, avec un intervalle de confiance à 95 % allant de 1,02 à 2,13 fois. Bien que l'étude conclut en général qu'aucune différence n'a été trouvée entre les groupes non vaccinés, vaccinés ou vaccinés au premier trimestre pour aucun autre système organique. Il n'y a pas de différences en termes de poids de naissance selon l'âge gestationnel, de scores APGAR, d'incidence d'admission en unité de soins intensifs néonatals (USIN) ou de statut de survie du nouveau-né selon le statut vaccinal.

CoronaVac, l'approche conventionnelle

Le vaccin Sinovac contre la COVID-19, développé par la société pharmaceutique chinoise Sinovac Biotech, représente l'un des principaux vaccins utilisés dans la lutte contre la pandémie mondiale. Connu sous le nom commercial de **CoronaVac**, ce vaccin est basé sur une technologie éprouvée et a été largement distribué dans plusieurs pays, notamment en Chine, en Amérique Latine et en Asie. Son développement, son efficacité, ses défis et ses contributions à la réponse mondiale contre la COVID-19 offrent un aperçu intéressant du paysage vaccinal mondial.

CoronaVac est un vaccin à virus inactivé. Contrairement aux vaccins à ARN messager ou à vecteurs viraux, le vaccin Sinovac utilise une approche plus traditionnelle. Le principe de cette technologie repose sur l'utilisation d'un virus SARS-CoV-2 inactivé, c'est-à-dire un virus qui a été tué ou neutralisé de manière à ne pas pouvoir provoquer la maladie, mais suffisamment intact pour stimuler une réponse immunitaire.

Le processus de fabrication du vaccin commence par la culture du virus dans des cellules vivantes, généralement dans un environnement de laboratoire. Une fois que le virus est suffisamment produit, il est inactivé à l'aide de produits chimiques comme le formaldéhyde. Ce virus inactivé est ensuite purifié et utilisé pour former le vaccin. Lorsque le vaccin est administré, il expose le système immunitaire à une version inoffensive du virus, ce qui permet au corps de développer une réponse immunitaire sans risquer d'infection.

Une étude publiée dans *Human Vaccine & Immunoitherapeutics* en Juillet 2022 fait le bilan de trois essais cliniques de phase 3 évaluant l'efficacité du CoronaVac. Le premier essai a été mené en Turquie, dans 24 centres, de septembre 2020 à janvier 2021, et a inclus 10 214 adultes âgés de 18 à 59 ans (avant l'émergence des variantes préoccupantes). Les individus ont été assignés au hasard pour recevoir deux doses de CoronaVac ou un placebo, avec une séparation de 14 jours entre les vaccinations. Le deuxième essai s'est déroulé au Brésil, dans 16 centres, du 21 juillet au 16 décembre 2020 (avant l'apparition des variantes préoccupantes), et a impliqué 12 396 travailleurs de la santé âgés de 18 à 59 ans et de 60 ans ou plus, avec une séparation de 14 jours entre les doses. Le troisième essai a été réalisé en Indonésie, du 11 août au 21 octobre 2020 (avant l'émergence des variantes préoccupantes), et a concerné 1620 participants en bonne santé âgés de 18 à 59 ans, avec une séparation de 14 jours entre les doses.

L'efficacité du CoronaVac pour la prévention du COVID-19 symptomatique, mesurée 14 jours ou plus après la seconde dose, variait selon les régions : 83,5 % en Turquie, 50,7 % au Brésil, et 65 % en Indonésie. L'étude a estimé une efficacité globale de 67,7 %. Autrement dit, le CoronaVac réduit le risque de COVID-19 de 67,7 % par rapport aux receveurs de placebo.

En ce qui concerne la prévention des hospitalisations liées au COVID-19 (en Turquie), des cas nécessitant une assistance et des cas modérés/sevères (au Brésil), l'efficacité était de 100,0 %, 83,7 %, et 100,0 %, respectivement. Selon, l'étude en question, le CoronaVac semble donc plus efficace pour prévenir les issues sévères du COVID-19 que pour prévenir l'infection par le SARS-CoV-2.

Bien que le CoronaVac semble dès le début avoir montré une grande efficacité sur la prévention des formes graves de la Covid-19, et une efficacité relativement modérée dans la prévention des formes symptomatiques sans gravité, ce vaccin plus conventionnel n'a pourtant pas trouvé grâce aux yeux des leaders occidentaux. Certains médecins des télés ont évidemment mis en cause l'efficacité du vaccin, en tout cas si l'on compare aux résultats obtenus par le vaccin Pfizer-BioNTech, parmi la population vaccinée, seulement 5% de formes graves ont été observée avec le CoronaVac contre 12,5% pour celui de Pfizer-bioNTech. Un autre avantage du vaccin est sa simplicité de conservation, et bien évidemment son coût largement inférieur à ceux de Pfizer-BioNTech et de Moderna.

Plusieurs pays, parmi lesquels la Chine ont vacciné leurs populations avec le CoronaVac, la pandémie a tout aussi bien été maitrisée dans ces pays grâce à 02 doses de 3 microgrammes chacune, sans besoin de se faire piquer à plusieurs reprises à des intervalles à tâtons, comme en Europe.

La naissance du mal

L'origine du COVID-19 a été au centre d'un débat mondial intense depuis l'émergence du virus en décembre 2019. Alors que la pandémie a bouleversé la planète, les scientifiques, les chercheurs et les autorités ont exploré plusieurs théories pour comprendre comment le SARS-CoV-2, le virus responsable de la COVID-19, a fait son apparition. Ces théories varient largement, allant des transmissions zoonotiques naturelles aux hypothèses plus controversées impliquant des fuites de laboratoire.

La théorie la plus largement acceptée est celle de la transmission zoonotique, selon laquelle le SARS-CoV-2 proviendrait d'animaux sauvages. Cette hypothèse repose sur la similitude génétique entre le SARS-CoV-2 et des virus trouvés chez les chauves-souris et les pangolins. Les chauves-souris sont considérées comme le réservoir primaire, avec des pangolins pouvant servir d'hôtes intermédiaires, facilitant la transmission au contact avec les humains. Les études ont montré que les protéines de surface du virus, qui permettent l'infection des cellules humaines, sont similaires à celles trouvées chez ces animaux, soutenant ainsi cette théorie.

Des recherches ont également révélé que les premiers cas de COVID-19 étaient liés à au marché de fruits de mer à Wuhan, en Chine, où des animaux sauvages étaient également vendus. Cependant, il est important de noter que, bien que ce marché ait été un point de départ pour de nombreux cas, il n'a pas nécessairement été la source originale du virus. Certains experts suggèrent que le marché pourrait avoir amplifié la propagation initiale sans être le lieu de zoonose primaire.

Une autre théorie, bien que plus controversée, est celle d'un accident de laboratoire. Selon cette hypothèse, le virus aurait pu s'échapper d'un laboratoire de recherche, comme l'Institut de virologie de Wuhan, où des chercheurs étudiaient des virus similaires. Cette théorie est soutenue par des rapports de sécurité dans les laboratoires et des préoccupations antérieures concernant les protocoles de biosécurité. Des critiques ont souligné que des virus potentiellement dangereux étaient manipulés dans des conditions qui auraient pu conduire à une fuite accidentelle.

Certains partisans de cette théorie se réfèrent à des observations sur le manque de préparation des laboratoires pour faire face à un tel virus. Cependant, de nombreux experts en biosécurité et virologistes affirment que les laboratoires chinois respectent des normes de sécurité élevées et que la probabilité d'une fuite accidentelle est faible.

Une variante de l'hypothèse de l'accident de laboratoire est la théorie selon laquelle le virus aurait pu être modifié génétiquement avant son évasion. Cette théorie suggère que le virus pourrait avoir été modifié pour des raisons de recherche, avant de provoquer une épidémie.

Certains chercheurs ont évoqué la possibilité que le virus soit le résultat d'une manipulation génétique intentionnelle, dans le but de créer un pathogène plus virulent. Cependant, cette hypothèse ne fait pas l'unanimité dans la communauté scientifique. Les scientifiques soulignent que les virus naturels peuvent également évoluer pour devenir plus infectieux.

Au-delà des théories scientifiques, de nombreuses théories du complot ont émergé, suggérant des origines plus exotiques comme la biowarfare ou la manipulation politique. Etant donnée le contexte géostratégique, notamment les différentes querelles entre la Chine et l'administration Trump, ce qui alimente cette thèse, une chose est sure est que la pandémie a couté la présidence a Trump, de quoi se poser des questions.

Le consensus parmi les scientifiques est que le SARS-CoV-2 est probablement d'origine zoonotique, avec une transmission initiale depuis les animaux vers les humains. Les enquêtes internationales, comme celles menées par l'Organisation mondiale de la santé (OMS), ont exploré ces diverses hypothèses, mais ont souvent rencontré des limitations dans l'accès aux données et aux sites de recherche. Les experts continuent de travailler pour affiner les connaissances sur les origines du virus, en utilisant des approches comme la traçabilité des infections et l'analyse génétique. L'origine du COVID-19 reste un sujet de débat et de recherche intensifs. Tandis que la théorie zoonotique est la plus largement acceptée, d'autres hypothèses, y compris celles concernant les fuites de laboratoire, continuent d'être explorées et examinées. Le consensus scientifique souligne l'importance de poursuivre les recherches pour comprendre les origines du virus et éviter de futures pandémies. La transparence et la collaboration internationale seront essentielles pour résoudre ce mystère et améliorer les systèmes de prévention des maladies.

Faisant une synthèse des différentes études abordées à travers un genre de récit hypothétique. Marc un jeune homme dans la fleur de l'âge, sportif, travailleur rigoureux et assez cartésien, comme tout le monde durant cette année 2020, Marc vivait au rythme de la pandémie, scrutant l'information sur les mesures éclairées prises par les gouvernants, il comptabilisait chaque jours les chiffres du Covid-19 et participait souvent au débat houleux dans la sphère familiale, sur les éventuelles traitements, les origines de la pandémie,…etc. Marc faisait attention à mettre un masque lorsque bien entendu ils étaient disponibles, il se lavait fréquemment les mains, mettait du gel hydrologique et veillez scrupuleusement au respect des distance sociales.

A l'annonce du vaccin si révolutionnaire, Marc s'est fait fièrement vacciné autant de fois que ses éclairées dirigeants le lui ont demandé.

Voilà, le SARS COV 2 pouvait trembler, le vaccin était là. Sauf que Marc attrapa le Covid-19, 5 fois en 3 ans après ses vaccins si protecteurs, peut être que sans ces derniers Marc aurait rendu son dernier souffle dans un service de réanimation hospitalier, débordant d'avantage le peu de personnel médical disponible à l'hôpital. Supposons maintenant qu'après son vaccin, l'ARNm dans sa capsule de nanoparticules lipidiques ait voyagé à destination, dans les cellules du muscle de l'épaule, qu'après l'endocytose les première molécules d'ARNm commencent à être ''ribosomées'' et produisent donc des protéines S spike, le fameux antigène viral, la quantité d'antigènes fabriquée stimule une réponse immunitaire qui terminera par fabriquer des anticorps spécifiques en masse. Maintenant supposons, que les scientifiques qui ont publié dans Nature aient vu juste et que le ribosome de Marc fabrique autre chose que l'antigène, une autre protéine, allez donc savoir quels effets cela peut produire sur Marc, d'autres scientifiques ou le temps nous le dirons.

Supposons que l'étude d'APMIS ne se soit pas gouré elle non plus, voilà qu'il y a de l'ARNm viral qui se balade un peu partout, supposons que ce dernier se fixe sur les cellules reproductrice de Marc, oups, si le ribosome nous refait le coup, qui sait ce que les protéines de l'aléa peuvent faire à sa progéniture ?

Marc adore le sport, la course est son sport préféré, il court le canasson, si la encore la fatalité frappe et l'étude de JAMA ait mis le doigt dans le mille et que l'ARNm provoque une myocardite ou une thrombose, espérons que Marc ait le souffle long et que l'hôpital ne soit pas loin. Un jour Marc aura peut-être des enfants, espérons qu'ils n'aient pas de syndrome de délétion génétique ou autre maladie rare, aussi rare que les effets secondaires du vaccin selon…. la *télé et al*.

Vaccin ou effet secondaires du virus qui sait, le plus important c'est que des responsables occupant leurs positions pour protéger et servir la collectivité prennent des décisions qui peuvent prêter à équivoque.

Tout acte médical et plus généralement toute décision comporte une balance bénéfices-risques, cette balance est d'autant plus importante que des vies sont en jeu. L'intérêt du vaccin ARNm est-il suffisant pour qu'une technique qui demeurait expérimentale quant à son utilisation dans des applications vaccinales soit à la base d'un vaccin destiné à plusieurs milliards de personnes ? Le lecteur se fera sa propre réponse.

La petit Théo venue au monde dans un monde post Covid-19

Le 14 janvier 2024, la maternité de l'hôpital Saint-Louis accueillait un nouveau-né dans une atmosphère chargée d'anticipation et d'émotions complexes. Sophie, la jeune maman, était allongée dans la salle d'accouchement, les contractions s'intensifiant alors que les heures s'égrenaient lentement. Marc, le père, restait à ses côtés, tenant sa main avec une détermination silencieuse. Leur bébé, attendu avec impatience, allait bientôt voir le jour. À 16 heures 45, le cri d'un petit garçon résonna dans la salle, remplissant l'air d'une note pure et pleine d'espoir. Cependant, ce qui aurait dû être un moment de joie pure fut teinté de préoccupations immédiates.

Le pédiatre, après une première évaluation rapide, annonça aux parents que leur fils était né avec une fente palatine ainsi que d'autres malformations congénitales.

La fente palatine, une déchirure dans le toit de la bouche qui n'a pas fusionné correctement, était la plus évidente, mais les médecins avaient aussi identifié des anomalies dans le développement de son cœur et de son système digestif. Les parents, bien que dévastés par la nouvelle, tentèrent de rester forts et de soutenir leur bébé avec tout l'amour et la résilience qu'ils pouvaient offrir.

Les premières heures après la naissance furent marquées par un tourbillon d'activités médicales. Le bébé, prénommé Théo, fut rapidement transféré à l'unité de soins intensifs néonatals pour une évaluation plus approfondie. Les médecins, avec une précision méthodique, commencèrent à établir un plan de traitement pour traiter les multiples anomalies. Une équipe de pédiatres spécialisés, de chirurgiens et de nutritionnistes se mit en place pour adresser chaque aspect de la situation, conscient que le chemin à venir serait semé d'embûches.

Sophie et Marc furent invités à voir leur fils peu après son arrivée en soins intensifs. Leurs yeux se remplirent de larmes en observant Théo, relié à divers appareils médicaux. Malgré les tubes et les fils qui l'entouraient, ils pouvaient voir les traits de leur bébé et sentir la profondeur de leur amour pour lui. Ils surent que la route serait longue et semée de défis, mais ils étaient déterminés à être à ses côtés à chaque étape du parcours.

Le personnel médical leur expliqua en détail les prochaines étapes du traitement. La fente palatine nécessiterait une intervention chirurgicale précoce pour permettre une alimentation normale et favoriser un développement oral adéquat. De plus, des consultations régulières avec des spécialistes du cœur et du système digestif seraient nécessaires pour évaluer et traiter les autres malformations. Les parents, bien qu'accablés par la complexité des soins requis, trouvèrent du réconfort dans l'expertise et le dévouement de l'équipe médicale.

Les premiers jours de la vie de Théo furent une période de transition difficile pour toute la famille. Les visites à l'unité de soins intensifs devenaient une routine quotidienne, et chaque progrès, aussi minime soit-il, était accueilli avec une immense gratitude. Sophie et Marc apprenaient à jongler entre les défis médicaux et leurs propres émotions, trouvant du soutien dans les groupes de soutien pour parents d'enfants atteints de malformations congénitales.

La naissance de Théo, bien qu'entachée par des complications, fut le début d'un voyage de soins, d'espoir et de résilience. Le petit garçon, malgré les difficultés auxquelles il était confronté, devint le centre de l'univers de ses parents. Leurs journées étaient désormais rythmées par les visites à l'hôpital, les consultations médicales, et les moments précieux passés avec leur fils. La route devant eux était parsemée d'incertitudes, mais la détermination de Sophie et Marc à offrir à leur bébé la meilleure qualité de vie possible restait inébranlable. Ils étaient prêts à affronter chaque obstacle avec amour, soutenus par la force de leur famille et des professionnels dévoués qui les entouraient.

Le courage du petit Théo était extraordinaire, comment un être si petit et si fragile pouvait faire face à toute cette douleur, toute cette difficulté ? Le courage de ce petit être ne pouvait qu'encourager ces parents à faire face à cette épreuve avec résilience et détermination.

Un matin, après plusieurs semaines d'examens approfondis et de consultations spécialisées, les résultats génétiques de Léo sont enfin disponibles. Le médecin, avec une expression grave mais rassurante, annonce à Sophie et Marc que leur fils a été diagnostiqué avec un syndrome génétique rare, le syndrome de Smith-Lemli-Opitz (SLO).

Cette maladie, due à une mutation génétique rare affectant la production de cholestérol, entraîne un large éventail de symptômes et de malformations congénitales. Le diagnostic explique les anomalies observées à la naissance, telles que la fente palatine et les problèmes cardiaques.

Les médecins expliquent que le SLO peut provoquer des déficits cognitifs, des anomalies physiques variées et des difficultés de croissance. Bien que le diagnostic soit déstabilisant et difficile à accepter, le médecin assure aux parents qu'un plan de traitement personnalisé sera mis en place. Ce plan inclura des thérapies pour gérer les symptômes et des suivis réguliers avec des spécialistes pour adapter les soins de Léo en fonction de ses besoins évolutifs. Sophie et Marc, bien que bouleversés, se préparent à affronter ce nouveau défi avec détermination et espoir, soutenus par une équipe médicale expérimentée et un réseau de soutien.

Après le diagnostic de leur petit Théo, Sophie et Marc se retrouvent plongés dans une profonde réflexion sur l'origine des malformations de leur enfant. Ils se posent des questions incessantes sur les causes possibles de cette maladie rare, scrutant les moindres détails de leur passé médical et génétique. Ils se demandent si des facteurs environnementaux, comme l'exposition à des toxines ou des infections pendant la grossesse, pourraient être en cause.

Les interrogations sur une éventuelle prédisposition génétique les tourmentent particulièrement, se demandant si l'un d'eux pourrait être porteur d'une mutation génétique inconnue qui aurait pu être transmise à Théo. Ils se rappellent les conversations avec leur généticien, cherchant à comprendre si des erreurs ou des omissions dans leur suivi prénatal auraient pu jouer un rôle. En plus, les recherches sur le syndrome les conduisent à se questionner sur l'éventualité de facteurs non encore découverts dans la pathogénie de la maladie. Sophie et Marc se retrouvent face à un tourbillon d'incertitudes, essayant de faire la lumière sur les mystères entourant la condition de leur enfant.

Les parents cherchent une cause à leur malheur, ils mettent en doute les vaccins. En effet, Sophie et Marc, se retrouvent hantés par une question troublante : le vaccin administré pendant la grossesse pourrait-il être à l'origine de la maladie de leur enfant ? Leur inquiétude grandit à mesure qu'ils découvrent des informations contradictoires et des histoires similaires en ligne. Ils cherchent des réponses auprès des professionnels de santé, explorant toutes les hypothèses pour comprendre si le vaccin pourrait avoir joué un rôle. Bien que les experts affirment que les vaccins sont généralement sûrs, les parents, déstabilisés, s'accrochent à l'espoir de trouver des explications pour cette épreuve.

Sophie et Marc restent résolument optimistes et déterminés à offrir le meilleur soutien possible à leur enfant. Conscients des défis à venir, ils s'engagent à affronter cette épreuve avec courage et espoir. Chaque jour, ils se battent pour comprendre pleinement le syndrome de Smith-Lemli-Opitz, cherchant des informations, rejoignant des groupes de soutien et collaborant étroitement avec une équipe médicale spécialisée. Sophie et Marc investissent du temps et de l'énergie pour explorer toutes les options de traitement et les thérapies disponibles, déterminés à maximiser le potentiel de développement de Théo. Leur maison devient un havre de soins et d'amour, où ils mettent tout en œuvre pour répondre aux besoins de leur fils, tout en maintenant une atmosphère positive et encourageante.

Ils trouvent de la force dans les petites victoires quotidiennes et se soutiennent mutuellement dans les moments de doute. L'espoir de voir Théo grandir et s'épanouir les pousse à persévérer, et leur détermination à lui offrir une vie pleine et enrichissante reste inébranlable. Sophie et Marc sont prêts à se battre pour leur fils avec tout le dévouement et l'amour dont ils sont capables.

L'histoire du petit Théo est une histoire fictive inspirée d'une histoire vraie, celle de parents post Covid-19, des parents vaccinés.

Sans incriminer le vaccin dans le malheur des contemporains de Marc et de Sophie, ces personnes, comme des milliers voire des millions d'autres se posent des questions, est-ce la Covid-19 qui a provoqué des changements dans leurs organismes ? Ou est-ce le vaccin qui ne répond pas encore à toutes les inquiétudes qui en est la cause ? C'est peut être mère nature la responsable, bref des questions qui peut être trouveront réponse avec le temps.

Ce qui interpelle aujourd'hui ce n'est pas tant le vaccin à ARN en soit, c'est plutôt le processus qui amène l'humanité à subir les décisions de ses gouvernants.

La balance bénéfice-risque menant à l'obligation d'administration du vaccin est-elle clairement évaluée ? Les données en présence sont-elles suffisantes pour prendre de telles décisions ? L'efficacité du vaccin comparée à la létalité du virus, mérite-t-elle de le faire passer du stade expérimental à un stade de mise en œuvre massive ? Le recul nécessaire vis-à-vis de cette technologie, va au-delà d'une observation de 10 minutes voir de quelques jours, afin de vérifier l'apparition ou non de rougeurs ou de boutons, des études montrent qu'au fur et à mesure tout ne se passe pas comme attendu.

Dans cette approche vaccinale les pros vaccin, se reposent beaucoup sur l'attendu : non ! L'enveloppe de nanoparticules lipidiques ne permet pas de pénétrer le noyau cellulaire, car ce *n'est pas comme cela que ça marche* ! L'ARN vaccinal n'est pas *censé se retrouver ailleurs* que dans les cellules du site d'injection ! Et bien d'autres affirmations.

Combien de fois la science a avancé grâce à l'inattendu, combien de fois des experts s'attendaient à un résultat, et ont finalement obtenu un tout autre qui changea leur manière de penser ? Prendre un tel risque sur un sujet si important est grave.

Les vaccins de Pfizer-BioNTech et de Moderna ont donc le pouvoir de faire sauter des verrous scientifiques dont le seul but est une avancée sûre et pragmatique, ils ont le pouvoir de faire prendre aux dirigeants des décisions quelque peu hasardeuses, pourquoi les leaders occidentaux ont plébiscité une technique récente au détriment d'une autre plus conventionnelle et plus éprouvée ? En effet, le vaccin CoronaVac qui montre une efficacité tout aussi élevée que les fameux vaccins ARNm, en particulier contre les formes sévères, avec moins d'inconnus n'a-t-il pas été autorisé en Europe ? Était-ce une question de marque ? Les dirigeants européens sont-ils des VRP de produits made in USA ? Les européens sont-ils du bétail ? C'est vrai que l'un des nombreux travers des médias c'est de ''grégairiser'' les populations, en faire des ouailles qui ne peuvent imaginer contredire la parole officielle.

Comme l'aurait si bien dit George Meredith *''Fermer les yeux devant le danger, c'est se donner en proie et renoncer à son libre arbitre''*.

Vivre libre c'est avoir le choix de réfuter les affirmations, une société qui se conforme, nourrit à la propagande ne peut courir qu'à sa propre destruction.

www.ingramcontent.com/pod-product-compliance
Lightning Source LLC
Chambersburg PA
CBHW052201220526
45471CB00004B/1762